ひろしま

知らなかった！

在宅医療・介護のこと

在宅サービス評価ガイド編集部

南々社

はじめに／いくつになっても在宅で過ごすために

　本書は、「突然、家族が病気で倒れた」「認知症の親が弱ってきて心配」「仕事で身内の面倒をみることが難しい」などの悩みごと・困りごとを抱えている、広島市域を中心（安芸郡海田町、呉市含む）にお住まいの方々に「在宅医療」「訪問看護」「介護サービス（通所リハビリ・デイサービスなど）」の分野で信頼できる23施設を紹介しています。

　もちろん、広島県内には本書に掲載した施設のほかに、利用者の立場に立ってサービスを提供している在宅医療や在宅サービスの施設が数多くあります。本書に掲載した施設は、あくまでも編集部が選んだ「参考施設」になります。

　これからのご自宅での人生を、より良く充実したものとするためにも、さまざまなサービスを「自分で決める」といった自立力を高め、自分に合った信頼できる施設を見つけていく参考書としてご活用ください。

在宅サービス評価ガイド 編集部

在宅サービス施設のことがよくわかる！

● 医療やサービスにかける思いがわかる！

　代表者や管理者だけでなく、患者さんや利用者さんに現場で寄り添っているスタッフたちは、日々どんな思いで働いているのでしょうか。開設した当時の思いや、現在のポリシー（方針）などについて本音で語ってもらっています。

● 施設の特徴がわかる！

　「見学や訪問する時間・機会がなかなか取れない」「ホームページ以外の情報が知りたい」などの方のために、各施設の特徴をわかりやすく・読みやすく紹介しています。

●「おすすめポイント」「トップの思い」がわかる！

　施設を選ぶ上で参考になる一番のポイント、トップの思いや施設の将来像を紹介しています。

本書で紹介する「在宅サービス」

在宅医療	**「自宅までお医者さんが来てくれる」**という安心。これは、患者さん本人よりも家族の方が強く感じることではないでしょうか。そんな心強いお医者さんたちが、広島県にはいます。
訪問看護 ・看護 ・リハビリ ・介護相談 など	**「自宅に看護師さんや作業療法士さんが来てくれる。自分の健康を支えてくれる」。** 訪問看護事業所は、病院に行けない方々が安心して在宅生活をする上で、欠かせない存在です。そんな在宅看護への強い思いをもった事業所を、ぜひ知っていただきたいと思います。
介護サービス ・通所リハビリ ・デイサービス ・訪問介護(ヘルパー) ・介護老人保健施設 ・ショートステイ ・そのほか (配食サービス・福祉用具など)	**「私にとって、デイサービスが唯一の外出機会なんです」**と話される利用者さんは、多いのではないでしょうか。いくつになっても社会との交流を持つために、必要なポイントを紹介します。

※本書で使用している「施設」という表現は、「在宅医療や看護、介護などに関わる施設」を意味します。

3

本書を上手に活用していただくために

● 利用できる在宅サービスは
「保険制度」「身体の状態（要支援、要介護）」
によって決まります。

　ここでは、本書を上手に活用していただくために、掲載している施設の各分野（在宅医療、訪問看護、通所サービスなど）について、「保険制度」「身体の状態」によって利用できる分野を、図を使って説明します。

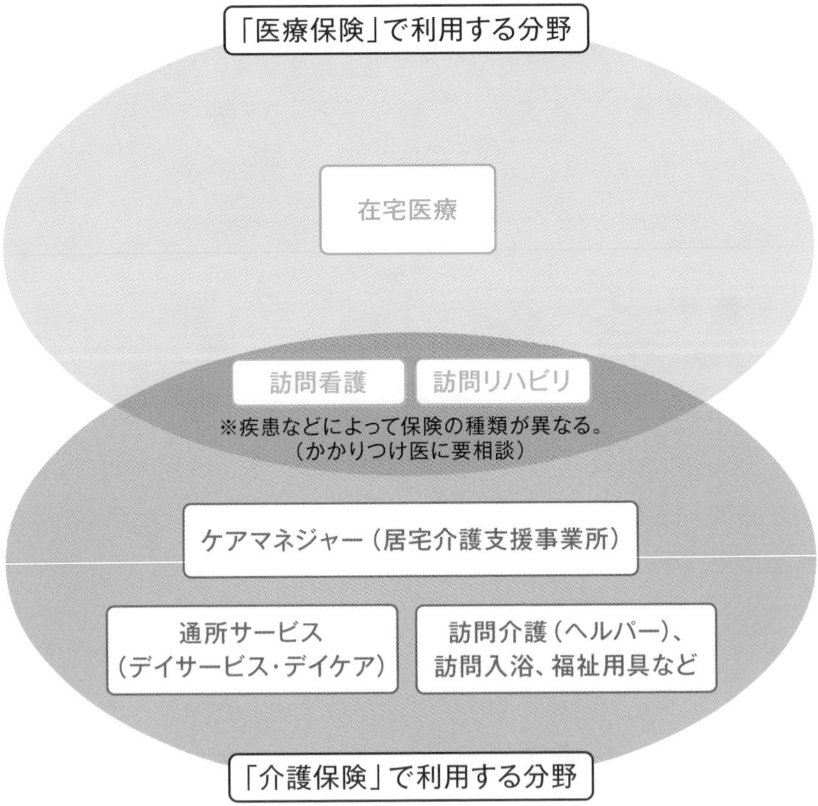

「医療保険」で利用する分野

在宅医療

訪問看護　　訪問リハビリ

※疾患などによって保険の種類が異なる。
（かかりつけ医に要相談）

ケアマネジャー（居宅介護支援事業所）

通所サービス
（デイサービス・デイケア）

訪問介護（ヘルパー）、
訪問入浴、福祉用具など

「介護保険」で利用する分野

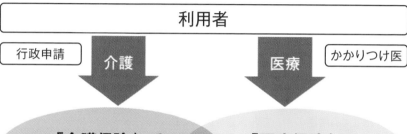

施設への依存度が ●介護度 ●食事 ●移動範囲 などによって異なる

要介護度

| 要支援1 | 要支援2 | 要介護1 | 要介護2 | 要介護3 | 要介護4 | 要介護5 |

要介護度	身体・生活の状態
要支援1	日常生活動作（食事、排せつなど）は、ほぼ自分でできるが、生活の一部（掃除、家事など）にサポートが必要
要支援2	日常生活動作（食事、排せつなど）は、ほぼ自分でできるが、「要支援1」に比べて自分でできることが少なくなり、ときどき支援や介助が必要
要介護1	日常生活動作（食事、排せつなど）は、ほぼ自分でできるが、立ち上がりや歩行が不安定で、日常生活で部分的（ズボンの上げ下ろし、入浴、着替えなど）に介助が必要。何らかの認知症の症状がある
要介護2	「要介護1」に加えて、日常生活全般（食事、排せつ、歩行など含む）で部分的な介助が必要
要介護3	日常生活全般ですべての介助が必要。また認知症の症状があり、日常生活に影響が生じる
要介護4	日常生活のほとんどが行えない状態。「要介護3」よりも、さらに動作能力が低下し、介護なしには日常生活が困難
要介護5	日常生活を行う機能が著しく低下し、寝たきりの状態で、全面的な介護が必要

もくじ

パート1 | 在宅医療編

解説

安心して在宅医療を受けるために知っておきたいこと──在宅医療の最新動向 ……… 12

コールメディカルクリニック広島 理事長 藤岡 泰博

※もくじでは、「医療法人」等の法人名などの記載は省略しています（本文内の紹介ページに記載）。

パート2 訪問看護編

解説 安心して訪問看護を受けるために
知っておきたいこと ……………………………… 60
もみじ訪問看護ステーション 所長 道木 俊光

もくじ

パート3 | 介護サービス編

巻末解説

ECG（イーシージー）

「心電図検査」のこと。心臓の中で発生する小さな電位をとらえて波形をグラフ化し、その形やリズムの変化で、不整脈や狭心症、心筋梗塞などの診断・評価をすることが可能です。両手足にクリップ電極をはさみ、胸部には吸着電極を貼り付けるだけの簡単な検査で、じっとしているだけで（約10秒で完了）痛みを伴わず、安全・安心して受けられます。

エコー（超音波診断装置）

超音波を用いて身体の中を検査する装置。身体に超音波を発する端子（プローブ）を当て、体内の臓器からの反射（エコー）を画像化することで、診断に有効な画像を得られます。近年は、ポータブル（持ち運び可能）で高性能な装置が普及しており、在宅医療の現場では心電計と並んで重要な検査機器になっています。

NPPV（エヌピーピーブイ：非侵襲的陽圧換気療法）

気管へ挿管せず、専用のマスクを介して換気を補助する人工呼吸療法。酸素化（酸素が血液に取り込まれること）やガス交換（酸素と二酸化炭素）を改善し、呼吸の負荷を軽減します。身体への負担が少なく、病院だけでなく在宅医療の現場でもよく使われています。

中心静脈栄養

高カロリーの栄養輸液を、鎖骨下静脈などから継続して注入する治療法。食事が口から長期間摂れない方や、胃腸が機能していない・使用できない方、術後などで体力低下を防ぐ必要のある方のために使用されます。医療技術の進歩により、在宅でも医師と訪問看護師のチーム体制で安心・安全な栄養管理が可能になっています。

バイタルサインチェック

「脈拍」「呼吸」「血圧」「体温」「意識状態」などの測定を行うことで、患者の身体状況の変化の確認や、服薬や治療継続などの判断に用いる基本的な指標です。

パート**1**

在宅医療編

安心して在宅医療を受ける ために知っておきたいこと

──在宅医療の最新動向

医療法人社団 CMC
コールメディカルクリニック広島

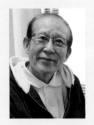

理事長 **藤岡 泰博**

ふじおか・やすひろ。広島県呉市出身。1983年広島大学医学部医学科卒。広島大学医学部附属病院、県立広島病院、中国労災病院（以上、麻酔科）、広島大学医学部附属病院（集中治療部）、広島赤十字・原爆病院（麻酔科、救急集中治療部）などを経て、2011年より医療法人社団CMCコールメディカルクリニック広島。2014年より現職。日本麻酔科学会専門医。

日本では、団塊の世代が後期高齢者を迎える 2025 年に高齢化率が 30％を超え、世界中のどの国も経験したことのない超高齢社会に突入する。そんな中、厚生労働省の調査によると、"人生の最終段階で医療・療養を受けたい場所は"という問いに対して国民のおよそ半数が「自宅」を希望し、"最期を迎えたい場所は"については約 7 割が「自宅」を希望しているが、実際には、およそ 8 割の方が病院で亡くなっている。

ここでは、住み慣れた自宅で穏やかな療養生活を送るために日頃から知っておきたいことなどについて、広島地域の在宅医療をリードするコールメディカルクリニック広島の藤岡理事長に話を伺った。

● 在宅医療とは──安心して暮らすための社会的システム

　在宅医療とは、通院が困難な患者さんが住み慣れた自宅で療養を継続するために、医療保険を用いて主治医が作成した診療計画に基づいた定期的な訪問診療を受け、体調不良など緊急時には連絡が取れ（24時間365日体制の医療施設もあり）、往診を受けることができる医療サービスのことをいいます。

　こうしたサービスを受けられるのは、加齢にともなって複数の疾患を抱える高齢者はもとより、先天性疾患などで身体機能に障がいをもつ患者さんや、病院での積極的な治療継続が難しくなって、人生の最終段階を穏やかに自宅で過ごしたいと希望する患者さんなどです。さらに、障がいを抱えていても、さまざまな社会資源を有効に活用し、必要な医療や介護の提供を受けることで、安心して暮らし続けていくためのシステムです。

● 超高齢社会を安心して暮らせる体制の整備が急務

　近年、国内の厚生行政の施策の一つでもある在宅医療推進の流れから、かかりつけ医が行う在宅医療が徐々に普及し始めています。しかし、患者さんの希望通りに自宅で最期を迎えるための24時間365日体制の構築などは、外来診療を主体とした開業医にとっては精神的、身体的負担が大きいことが課題としてあがっており、それらをバックアップする体制の整備が急がれます。

　地域間の格差はありますが、超高齢社会を迎えている広島地域において、在宅医療を受ける環境が充足しているとはいいがたいのが実情です。自宅での療養を望むすべての方々が質の高いサービスを受けながら暮らし、最期を迎えるまで安心して生活を継続できる体制を構築していくことが急務です。

　こうした在宅医療を支えるのは、医師の役割は大きいものの、その他の社会資源との連携が欠かせません。医療系サービスである訪問看護や訪問リハビリ、また、介護支援専門員（ケアマネジャー）のケアプランにもとづく訪問

13

や通所・入所の介護サービスを組み合わせて、各々の患者さんにとって今、何が最も必要かを考え、穏やかに生活を継続してもらえる体制を構築していく必要があると考えます。

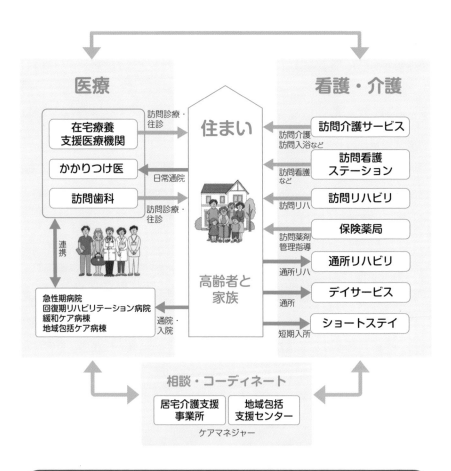

疾患を抱えながら安心して在宅で暮らすためのシステム

　在宅医療の対象疾患については制度上は特定されていませんが、担当する医師によっては、その専門性や対応範囲が異なるため、事前相談が必要です。在宅医療は、病院などで受ける疾患の治療が主体の医療ではなく、「疾患を抱えていながら、いかに安心して自宅での生活を継続できるかを、患者さん本

人やご家族の方などと一緒に考えて実行すること」に主眼を置いています。

　場合によっては、主疾患の治療を受けながら在宅療養を継続するためには、病院の専門医と在宅医が医療情報のやりとりをする病診連携を緊密に行いながら関わることもあります。また、住み慣れた自宅で医療・介護サービスを受ける場合においても、その多くが身体管理に関わることから主治医の指示が必要になります。そのため、通院継続が困難な方にとっては、自宅での療養状況を把握している在宅医を持つことが非常に重要になります。

　いずれにしても、医療・介護サービスの各々の特徴を十分に理解して、患者さん本人や介護に従事する家族への負担も十分に考慮した上で、療養生活のサポート体制を構築していく、いわば、患者さんの状況に合ったオーダーメイドの医療が在宅医療なのです。

● 在宅医療を受けるためには

　何らかの疾患で病院に入院中で、退院後は住み慣れた自宅で医療を受けたいと思っている方は、病院に設置されている地域連携室（患者支援センター）で在宅医療を受けたい旨の相談をすれば、お住まいの地域で訪問診療に対応した病院や診療所を紹介してくれます。もちろん、それまでのかかりつけ医が訪問診療（往診）に対応してくれるようであれば、それが患者さんやご家族にとって最も安心ではないでしょうか。また、介護保険を申請済みで担当のケアマネジャーをお持ちの方は、そちらに相談することをお勧めします。

　いずれにも該当しない方は、居住地域の最寄りの地域包括支援センターや、各市町の健康福祉課・介護保険課などの窓口で相談するとよいでしょう。

● 在宅医療サービスで受けられる診療内容

　近年、国の医療計画の柱の一つでもある在宅医療の推進にともない、外来

診療を主体にしてきた医療機関の中にも訪問診療に対応する動きが出てきており、また、広島市内および近郊においては、在宅医療を中心に取り組む医療機関が次々に開設されています。外来診療が主体の医療機関は、主に外来通院が継続困難になった患者さんなどに対応していることが多く、在宅医療が主体の医療機関においては、病院での積極的な治療が終盤にさしかかった緩和ケアの患者さんや、人工呼吸器や酸素療法など医療処置が必要な重症度の高い患者さんへの対応を求められています。また、在宅医療は患者さんの自宅を訪問する関係上、診療エリアなどの事情で往診ができない場合もあり、そうした診療所同士が連携して対応する場合もあります。

　現在の在宅医療は、聴診器一本で診察するものとは異なり、医師や看護師が計画に基づいて自宅を訪問し、問診・視診・聴診・触診・打診を行い、バイタルサインの確認や必要時にはコンパクトな医療機器を用いて検査（心電図、超音波検査、呼吸機能検査など）をしたり、採血・点滴・注射などの処置を施すことも可能になっており、それらすべてが生活の場である自宅で行われます。

　さらに、専門的な管理が必要となった場合の例として、がんの終末期等で激しい痛みなどの症状に対して、疼痛緩和を目的とした麻薬を用いた鎮痛療法や、神経筋疾患の患者さんの人工呼吸器療法・酸素療法など、さまざまな疾患に対する医療的ケアが行われています。もちろん、在宅で可能な医療行為にも限界があるため、その際は基幹病院などと連携して治療にあたります。

● もしものときのために私たちが準備しておきたいこと

　日本では、高齢者の尊厳の保持と自立した生活の支援をする目的のため、可能な限り住み慣れた地域で自分らしい暮らしを人生の最期まで続けることができるよう、地域の包括的な支援・サービス提供体制の構築を推進しており、これを「地域包括ケアシステム」と呼んでいます（右ページ図）。今後、一層の超高齢社会を迎えるにあたり、一人暮らしの高齢者や高齢者のみの世

帯は、ますます増加の一途をたどるといわれています。

　そうした高齢者が介護状態にならないための予防や、生活支援をどこで受けるのか（自宅・施設）、また、大きな病気を抱えたり重度な要介護状態になったとしても、「医療・看護・介護・リハビリ・保健・福祉」など多くの社会資源の支えを受けながら、住み慣れた地域で自分らしく最期まで暮らし続けていく体制の構築が重要なのです。そして、何よりも大切なのはそれを選択するのは本人であり、ご家族など関わる方々の心構えがあってこそ成り立つものであると思います。在宅医療はその選択を支える一つであり、また、その意思決定を支援するためのものではないでしょうか。

　現在、厚生労働省では「人生会議」（もしものときのために、各々が望む医療やケアについて前もって考え、家族などや医療・ケアチームと繰り返し話し合い、共有する取り組み）を推進しています。

　私たちは、誰でも、いつでも命に関わる病気やけがをする可能性があります。命の危険が迫った状態になると、約70％の方が医療やケアを自分で決めたり、望みを人に伝えたりすることができなくなるといわれています。自分が希望する医療やケアを受けるために大切にしていることや望んでいること、どこでどのような医療やケアを望むのかを自分自身で前もって考え、周囲の信頼する人たちと話し合い、共有することがとても大切ではないでしょうか（以上、厚生労働省ホームページより一部抜粋）。

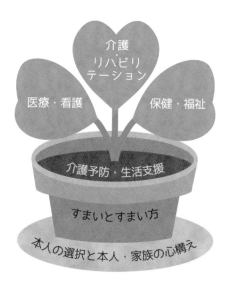

地域包括ケアシステム／
5つの構成要素（住まい・医療・介護・予防・生活支援）が相互に関係しながら、一体的に提供される。（厚生労働省ホームページより作図）

安心して在宅医療を受けるために知っておきたいこと

医療法人社団
CMC

救急医が寄り添う安心の訪問診療／社会参加に向けたリハビリも充実

コールメディカルクリニック広島

在宅医療 編

広島市西区

サービスの特色

- ●救急・集中治療を経験してきた医師・看護師によるチーム診療

- ●定期的な訪問診療と体調急変時の24時間365日対応による安心の体制

- ●経験豊かなリハビリスタッフによる機能回復と社会参加支援

院長のポリシー

おだ　やすたか
小田　泰崇

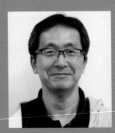

在宅医療は、通院困難な方のためのものであり、住み慣れた自宅で生活をしながら受けることができます。「自宅で診られるものは自宅で診る」。長年、病院で培ってきた経験とそれを支える複数の専門家チームにより、患者さん・ご家族に寄り添い、医療の面で援助していきます。

プロフィール

1996年山口大学卒。山口大学医学部附属病院、国立東静病院、山口大学医学部附属病院先進救急医療センター、国立下関病院、バージニア州立大学医学部、山口大学医学部附属病院救急・総合診療医学分野准教授を経て、2019年より現職。日本外科学会専門医。日本救急医学会専門医・指導医。日本集中治療学会専門医。ほか

在宅医療への思い

● 拠点病院が信頼を置く在宅医療

広島市の全拠点病院から、「どんな疾患でも安心して紹介できる」と全幅の信頼を得るコールメディカルクリニック広島。2005年11月に前身の診療所を開院以来、在宅医療を提供した患者数は約1800人。広島市西部（西区・佐伯区）で在宅医療を望む人々になくてはならない医療機関となっている。

● 救急医の総合力を在宅医療に生かす

「医療の原点は救急医療にある」。クリニック創設者の故岡林清司元理事長は、長年救急医学を専門に行い、「救急医は、急性疾患の鑑別や全身管理はもとより、外科的処置もできる総合的な視点を持ち、あらゆることが起こりうる在宅医療の現場にこそ活躍の場がある」と説いた。もともと、へき地医療を志して医師をめざした同元理事長は、「夜になると、大きな街であっても医療資源は不十分であり、結果的に無医村状態になるため、医療的に困る人たちを救いたい」という思いから、救急医をめざしたという。その志に共感した藤岡泰博現理事長や小田泰崇院長がその思いを受け継ぎながら、在宅医療の新たな形に挑戦している。

患者から話を聞くと、「まるで、友人や家族のように接していた」という同元理事長。そこには、「医師と患者の立場を超えた、人と人との関係を築く」という理念があった。同クリニックのスタッフは、この全人的で温かな理念に魅力を感じて、患者に日々向き合い寄り添っている。

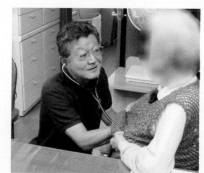

訪問診療（故岡林元理事長）

● 在宅療養で生活の質の維持・向上をめざす

患者の状態を表すのに、急性期（症状やケガが起こったとき）、回復期（危機を乗り越えて回復を図るとき）、慢性期・生活期（症状が安定し、長期療養となるとき）がある。

　広島地域に現在のような在宅医療という選択肢がない頃は、自宅で生活することをあきらめて入院を継続するか、急変したら救急搬送するというような、医療のバックアップ体制が十分でない状態で在宅療養を行うしかなかった。

　同クリニックのスタッフは、「こうした入院が長引くことが、患者のADL（日常生活動作）を著しく低下させる」という知見を持っており、可能な限り住み慣れた自宅での生活を安心して維持できるよう医療的にバックアップし、さらに、リハビリテーション（以下、リハビリ）を通じて機能の回復や向上を図ることができ、QOL（生活の質）の向上にもつながるという思いをもっていた。

診療の内容・流れ

● 神経難病、人工呼吸器、ターミナルケアなどに対応

　現在、患者数は約260人。高齢者の慢性疾患を中心に、ALS（筋萎縮性側索硬化症）やパーキンソン病などの神経難病や、脳血管疾患の後遺症などで医療的ケアや介護を必要としている人がその多くを占める。

　具体的には、人工呼吸器を装着している患者が約40人（気管切開20人、NPPV20人）、その他にも呼吸器疾患の患者に多い在宅酸素療法や、経口での栄養摂取が難しい患者への経管栄養や中心静脈栄養、さらに、がん患者のターミナル（終末期）ケアなどを行っている。すべての場合において、患者や家族が希望する療養について十分に話し合いを行い、最期を迎えるそのときまであせらず、あわてず、あきらめずに支え続けている。

　基本的なスタイルとして、医師と看護師が状態に合わせて定期的な訪問診療を行うが、24時間365日連絡が取れる緊急電話（オンコール）があり、夜間・休日を問わず往診体制を構築している。

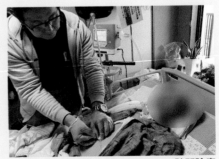
訪問診療

● 事前訪問や初回訪問による確認

　在宅で療養する患者が訪問診療を希望する場合は、まずは電話で問い合わせるか、もしくは、介護保険がある場合は担当のケアマネジャーに相談することになる。在宅医療が始まる前に、同クリニックの連携担当者が事前訪問し、在宅医療の内容や費用の説明、保険証の確認などが行われる。また、療養生活で困っていること、既往歴、服薬内容などの確認も行った上で、本人や家族の同意を得られれば在宅医療の開始となる。本人が入院中であれば、地域医療連携室（患者支援センター）に相談し、入院中の経過や退院後の留意点などを主治医同士で確認し、退院後の計画を立てるカンファレンスを開催する。

　医師・看護師の初回訪問時には、今後、患者や家族がどのように生活したいか希望をしっかりと聞き、それに合わせたプランを考えていく。また、場合によっては担当ケアマネジャーも同席し、医療・介護に関わるスタッフ同士で情報共有を行い、環境整備や目標の設定を行う。

● 定期訪問診療と救急時対応（往診）

　定期訪問の頻度（ひんど）は患者の状態によって異なるが、おおむね月2回程度（2週間に1回）が多い。発熱・嘔吐（おうと）・下痢や激しい痛みなど一時的な体調急変時には、介護にあたる家族からの要請を受けてすみやかに往診を行う。その上で、改めて診療体制の見直しを行い、状態によっては頻回に訪問し、治療および経過観察を行う。状態の改善が見られない、または、入院してより集中的な治療が必要と判断される場合は、本人・家族と十分な話し合いの上、連携病院に救急搬送の手配をする場合もある。

　定期訪問時の診察では、バイタルチェック（血圧・脈拍・体温・呼吸）や視診・聴診・触診などの全身状態の確認。本人だけでなく、家族や介護に関わる関係者からも生活状況を聴取する。在宅での検査は、超音波検査（エコー）や心電図な

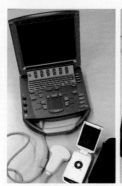
超音波（エコー）

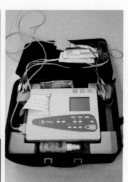
心電図

どを使用した検査、そのほかには、採血や検尿などの検体検査も定期的に実施する。

　そして、医師の診察により療養上必要と判断した場合には、注射や点滴、(創傷)処置や胃ろう・気管カニューレ・留置カテーテルの交換などの医療処置に対応し、病院とほぼ変わらない医療行為を、住み慣れた自宅で受けられる体制が構築されている。CTやMRIなどの大きな機器での検査が必要な場合は、連携先の病院に依頼する。

● 介護者の患者家族もサポート

　「独居の方も多数いらっしゃいますが、患者さんに寄り添うご家族は24時間ずっと一緒です。人工呼吸器の患者さんであれば、中には夜間に何回も起きて吸引されていますし、本当に大変だと思います」と話す小田院長。在宅医療は、「家で看てあげたい」という思いを持つ家族が、介護者として居るからこそ成り立つ医療だという。

　同クリニックでは、患者への医療的サポートにとどまらず、介護者へのサポートも欠かさない。例えば、リハビリを行う場合は、在宅での生活が少しでも楽になるように介護者へのリハビリ教育も重要である。セラピストが家族に対して、患者の抱え方や移乗(乗り移る動作)の方法、転倒予防などの指導も行い、患者・介護者の両方が安心できるように気を配り、スタッフ全員で困っていることに耳を傾け、対策を検討している。

● 慢性期・生活期の入院レベルの安心感

　同クリニックでは、在宅医療を希望する利用者と、その家族が安心して療養生活が継続できるように、あらゆる疾患に対応した医療設備を用意している。また、クリニックのスタッフが一同に介することで、集約された患者さんの情報を共有し、タイムリーな対応と適切な対処ができるようつとめている。

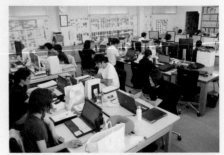

すべての専門職が情報共有を行う

● 社会復帰をめざした訪問リハビリも充実

　同クリニックは、開業した翌年に訪問リハビリを併設。何らかの疾患を抱えながらも在宅生活を継続するすべての人にとって、生活状況や機能に応じたリハビリが必要になるといっても過言ではない。患者の生活をより豊かにするためのリハビリ計画策定については、リハビリ専門医と経験豊富なセラピストが主に関わっている。

　訪問リハビリは、理学療法士・作業療法士・言語聴覚士が定期的に訪問して実施する。患者の心身の機能の回復や維持、日常生活の自立を目的に行われる。内容は専門領域によって異なるが、関節拘縮の予防、筋力トレーニング、歩行練習、趣味活動の援助、福祉用具の検討、摂食・嚥下訓練、言葉のリハビリなど多岐にわたる。また、患者ごとに立てた目標に応じて、社会参加に向けた支援活動を行っている。

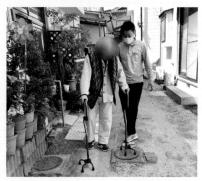

　利用にあたっては、その多くは介護保険を使用して行われるが、介護保険を持たない患者へは医療保険での提供が可能。1回あたりの所要時間は40分が目安となっている。

訪問リハビリ

診療体制・地域連携

● クリニック全体の連携体制

　生活者全体の支援を考え、通所リハビリ（デイケア）「コールの丘」も完備する。デイケアでは、リハビリを中心に外出、入浴、食事、排せつ、コミュニケーションなど、より生活に身近なことを行う。中には、人工呼吸器使用者など、医療依存度の高い重症患者の利用があるのも同施設の特徴。

　また、介護生活によって起こる身体的、精神的負担軽減のため、一時的なレスパイト入院やショートステイ（短期入所）などとも連携を強化している。

コールメディカルクリニック広島

在宅医療・訪問リハビリテーション

「高度救急救命センターで救急患者を受ける立場から、患者さんの家へ出向く立場になって、所作の一つひとつに気をつけています」という同院長。背景のわからない救急患者に対応していた高度救命救急センターから、患者の家族、生活歴などの背景まで含めた膨大な情報と、緊急時も想定しながら日々診療する立場へ変わり、新たな気付きは多いという。「患者本位」「患者目線」で寄り添う在宅医療の姿勢で、人々が望む暮らしをサポートしてくれる。

● 地域連携

患者の在宅療養生活を支えるためには、さまざまな社会資源との連携が必要不可欠となる。地域のさまざまな機能を有する病院や診療所、介護支援専門員（ケアマネジャー）、訪問看護ステーション、訪問リハビリ、訪問薬剤、訪問栄養、訪問介護、訪問入浴サービス、福祉用具レンタルなどと連携することで、患者にとって必要かつ適切なサービスの選定をサポートし、より豊かな在宅療養生活実現のために取り組んでいる。

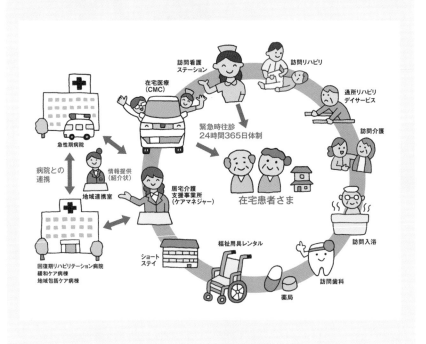

めざす在宅医療の将来像

広島市西部で在宅医療を受けたいときに、病院側からも安心して任せられる施設として紹介され、信頼関係を築いてきました。地域医療を担う施設として自覚を持ち、継続をしていくことが大切なことだと思っています。

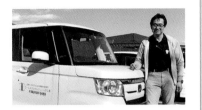

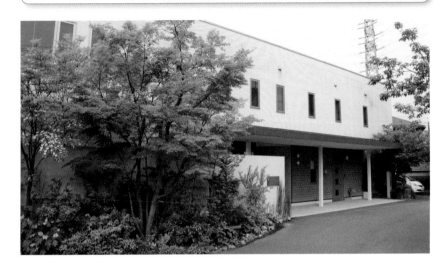

施設データ

住　　　　　所	広島市西区古田台 2-12-9
電　話　番　号	082-527-0455
ホ ー ム ペ ー ジ	あり
診　療　時　間	8：45 〜 17：45 ※緊急時24時間365日対応
休　　診　　日	土・日曜、祝日
診 療 エ リ ア	西区、佐伯区（一部を除く）、中区
ス　タ　ッ　フ	医師13人（常勤医4人、非常勤9人）、看護師7人、セラピスト（理学療法士5人、作業療法士3人、言語聴覚士3人）、事務7人

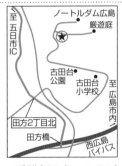

住み慣れた自宅で入院と同じ医療の安心感

安佐在宅診療クリニック

サービスの特色

● 質の高い緩和ケアと高度医療などきめ細やかな対応

● 患者や家族との緊密なコミュニケーションを大切に

● 患者の「生活」を診ながら、起きうる症状を予測してケア

森谷 知恵
もりたに ちえ

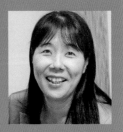

院長のポリシー

総合病院で長年、呼吸器内科の医師を務めてきました。症状が安定しても自宅に戻れない患者さまをたくさん診て、「なんとかしたい」との思いで開院しました。「住み慣れた在宅で質の高い医療」を提供します。

プロフィール

1989年広島大学医学部卒。広島大学医学部附属病院呼吸器内科、舟入病院内科、三原市医師会病院内科、国立大竹病院（現広島西医療センター）内科、広島赤十字・原爆病院呼吸器科、安佐市民病院呼吸器内科（部長）を経て、2007年同院開院。医学博士。日本内科学会専門医。日本呼吸器学会専門医。日本アレルギー学会専門医。日本医師会認定産業医。呼吸ケア指導士。身体障害者福祉法指定医師（呼吸機能障害）。

在宅医療への思い

● なければ自分でやればいい

　開院のきっかけは、在宅医療専門クリニック「医療法人ゆうの森」（愛媛県、2000年開業）の記事を読んだこと。当時は、まだ一般的に在宅医療の選択肢はなかったが「なければ自分でやればいい」と思ったという。開院（2007年）後も在宅療養支援診療所はまだ地域になく、県内でもごくわずかの状態だった。ケアマネジャーや訪問看護師との連携、在宅診療に対応できる薬局を探す必要もあった。

　現在、訪問看護はIGL訪問看護ステーション（安佐南区）、広島県看護協会訪問看護ステーションひびき（安佐北区）などに依頼しており、24時間の緊

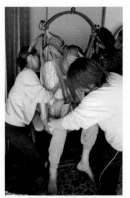

移動用リフト

急対応で連携が取られている。森谷院長は開業して13年間は広島市内から出たことがないといい、今でも緊急対応のため県外には出ず、飲酒もしない生活を送っている。

● 地域になかった在宅医療に取り組む

　安佐南区・安佐北区の在宅医療の生みの親──。同地区で在宅療養を希望する人になくてはならない存在が、同クリニックの森谷院長である。長年、総合病院で呼吸器内科の医師を務めた同院長は、入院中の呼吸器疾患のある患者が、症状が安定しても自宅に戻れず、病院を転々としないといけない姿を見て心を痛めていた。

　がん患者なども「息が苦しい」などの症状が出る場合があり、医療処置が必要で在宅療養を妨げていた。病院側も以前は、慢性期の患者の「苦しい」「しんどい」といった症状に組織的に対応する仕組みがなかったという。

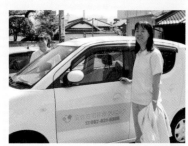

往診風景

診療の内容・流れ

● 住み慣れた自宅で受けられる医療

　2007（平成19）年に開院した同クリニックが標榜する在宅療養支援診療とは、「身体・健康上の理由で通院が困難な人」「介護者の要因・負担により通院が困難な人」「退院後に自宅療養したい人」「最後を住み慣れた家で家族と過ごしたい人」などのための医療である。

　現在の担当患者は40人程度で、患者は要介護2以上が8割（要介護4、5がそのうち半分以上を占める）。年間看取り数は約20人。これ以上は丁寧に診ることが難しいため、受け入れ人数を抑えているという。高い医療実績や数多くの専門医の資格を持ち、身体障害者福祉法指定医師（呼吸機能障害）でもあるため、難病患者の依頼も多い。

● 診療開始までのステップ

　在宅診療の看板を見て、「救急で家に来てくれる」と思い連絡してくる人もいるそうだが、在宅医療対象患者であることが前提条件にあった上で、診療開始までにはいくつかのステップがある。

　希望者は、まず電話予約して同院長と面談。初回訪問診療の前に患者の容態や家族の希望などを聞き、同クリニックのシステムを説明の上、訪問計画（訪問頻度など）が組まれる。ただし、頻回な誤嚥・吐下血・嘔吐などで症状緩和が難しい場合や、日常生活の中で介護者が患者へ頻回・高度な処置を必要と

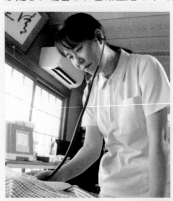

する（頻回な吸引など）場合など、症状・介護の両面で負担が重ければ、診療提供できない患者もいる。

　訪問診療の合間に面談を行うため、時間的余裕がない場合には面談・初回訪問までに日程を要することもあり、在宅医療の必要性を感じたら早めの相談がおすすめである。

往診風景

● エコーや心電図を持参、検査センターでデータ管理

　訪問診療は、患者の容態に合わせて平均で１～２週間に１度の割合。緊急時は24時間の電話対応で受け付け、対処法を伝えるか往診を行っており、患者ごとに必要な機器や薬剤を積み込み、エコーや心電図（下写真）も持参して診療する。

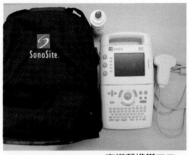
車搭載携帯エコー

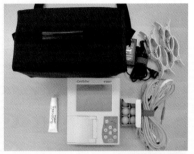
車搭載心電図

　診療時間は平均40分程度、長い人は１～１時間半。診療で得た採血などはすぐに検査センターに送り、データを見て処方を出す。薬局も24時間対応で薬や注射薬を出してくれる施設と連携し、連絡帳（左下写真）への記入も丁寧に行う。連絡帳は、往診時に伝えた家族への言葉は忘れられることがあり、ほかの家族にも共有してもらうためと、多職種にも現場で状態を知ってもらうために行っている。

　クリニックに戻ってカルテを書いた後も、訪問看護への報告書、ケアマネジャーへの報告書、薬局への指示書など、情報共有を行うために時間を割いている。

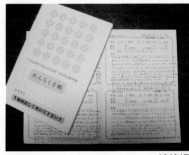
連絡帳

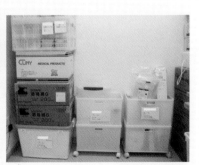
持参物品準備物

● がん患者が半数、高度医療に対応

　現在診ている患者の疾患はがんが約半数で、ほかにも呼吸器疾患や神経難病、脳血管疾患、認知症、心不全などを診療している。

　高度医療では、在宅酸素療法（写真①）、NPPV（非侵襲的陽圧換気療法）、人工呼吸器（侵襲的）装着（写真②）、気管切開（写真③）、胃ろう（写真④）、導尿・膀胱ろう・尿道カテーテル留置、麻薬持続皮下注射（写真⑤）、中心静脈栄養などにも対応。酸素濃縮器ではチューブで連結して14リットルまで酸素が流せる。「自宅＝病室」「同クリニック＝病棟主治医」「訪問看護＝病棟ナース」「電話＝ナースコール」「道路＝廊下」と大きな単位で捉え、病院と考えて安心して欲しいという。

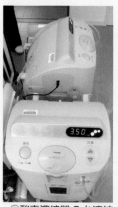

①酸素濃縮器2台連結

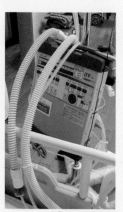

②人工呼吸器

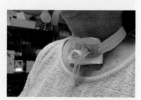

③気管切開

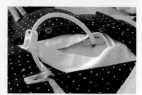

④胃ろう

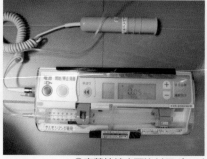

⑤麻薬持続皮下注射用ポンプ

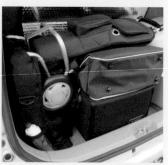

車搭載物品

地域連携

● 在宅診療から生まれた地域連携

　連携している安佐市民病院は、2009年9月から緩和ケア内科を開設。がんなどの重い病気の患者とその家族に、さまざまな苦痛を和らげる医療やケアを提供している。また、同院には緩和ケアチームがあり、多職種のスタッフが連携して対応を行っている。

　2016年には、安佐医師会の病診・診診連携委員会が「在宅緩和ケア地域連携パス」を立ち上げた。退院患者の今後の在り方を考えるカンファレンスを、病院と地域の関係スタッフが一緒に行っている。これらは、同院長が開いた在宅診療から発展した、同地区ならではの市民が安心して暮らせるシステムといえる。

■ 安佐医師会　在宅緩和ケア地域連携パス
（パス関連資料より）

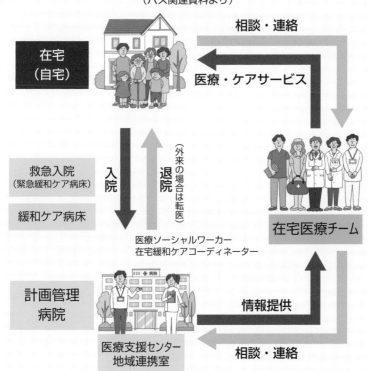

31

そのほかの強み

● 周囲との連携や知識・技術が向上する好循環

　高度医療を必要とする患者が多い同クリニックは、訪問看護師の知識や技術も一般患者より高いものが求められる。医師への報告書も的確性が求められるため、修練にうってつけとの声もあるという。

　例えば、がん患者の症状緩和にはモルヒネの入った持続皮下注射のポンプを設置し、間質性肺炎には高濃度の在宅酸素療法の対応も行う。延べ患者数は約300人で、年齢は20〜100歳代まで幅広い。そのうち約半数を看取ったが、何人看たかではなく、「どう看たか」が大切という。往診車には、死後の処置セット（エンゼルケア）なども搭載している。

　介護プランを立てるケアマネジャーとも緊密に連携を取っている。同院長は患者の生活を診ることを意識し、起きうる症状などを予測してプラン作成時にも立ち会う。同クリニックが「住み慣れた在宅で質の高い医療」提供をめざすことで、周囲の連携、知識や技術力も上がり、好循環が生まれている。

■ 延べ患者の疾患内訳（2019年12月時点）

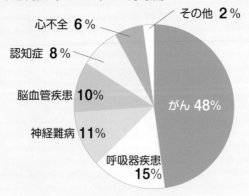

その他 2％
心不全 6％
認知症 8％
脳血管疾患 10％
神経難病 11％
呼吸器疾患 15％
がん 48％

■ 提供している高度医療と延べ患者数（2019年12月時点）

在宅酸素療法	150人	胃ろう	40人
NPPV	21人	導尿・膀胱ろう・尿道カテーテル留置	44人
人工呼吸器（侵襲的）装着	9人	麻薬持続皮下注射	28人
気管切開	16人	中心静脈栄養	17人

めざす在宅医療の将来像

医師一人で診られる患者数には限りがあり、不測の事態が起きたときにも困るため、後進を育てて複数人体制にし、一人でも多くの在宅医療を必要とする地域の人を診られるようにしたい——。医療や介護で支えきれない部分を、ボランティアなどが支えていくシステムをつくれたらいいなと思っています。

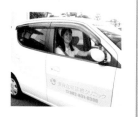

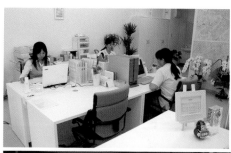

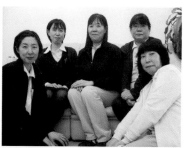

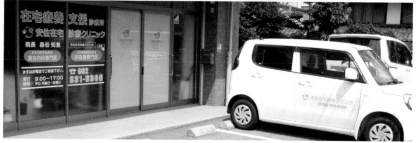

施設データ

住　　　　所	広島市安佐南区緑井 6-37-5-103
電 話 番 号	082-831-6306
ホ ー ム ペ ー ジ	あり
受 付 時 間	9：00 ～ 17：00
休 　診 　日	土・日曜、祝日
診 療 エ リ ア	安佐南区（一部を除く）、安佐北区の一部 ※その他エリアは要相談
ス タ ッ フ	医師 1 人、看護師 3 人、事務 1 人

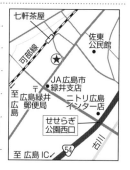

本人、家族、介護の視点も取り入れてより良い療養　医療法人

榎木内科・循環器科医院

サービスの特色

- ●往診歴70年が導く、意志・生きがいを尊重する診療
- ●認知症サポート医として地域を守る
- ●合併症への配慮と介護からの視点

院長のポリシー

モットーは、「患者さんが生きがいを持てるように診療する」「家族の意向を尊重した上で、患者さんの思いをできるだけかなえてあげる」こと。

えのき　としひこ
榎木 俊彦

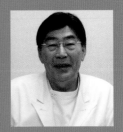

プロフィール

1980年日本医科大学医学部卒。広島大学病院第二内科入局。福島生協病院内科(主任医長)を経て、1992年より現職。日本循環器学会認定循環器専門医。日本内科学会認定内科医。日本臨床内科医会認定専門医。日本医師会認定スポーツドクター。認知症サポート医。ケアマネジャー(第1期)。

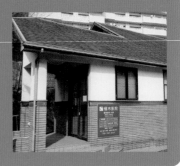

在宅医療への思い

● 半世紀前に感じた高齢者医療のあり方

　学生時代から、地域の高齢者医療の大切さを感じていたという榎木院長。同院長は、高血圧や不整脈などの循環器疾患の専門医で、内科全般の豊富な知識を持つ。1950年に前院長（父）が開院した榎木医院を、1992年に榎木内科・循環器科医院として引き継いで以来、訪問診療に力を入れている。

　同院長の訪問診療は、勤務医および院長就任前から行われており、2000年の介護保険制度開始と同時に始まったケアマネジャーの資格（第1期）も取得。介護からの視点も大切にしている。

● 休日・夜間・緊急時に相談可能な地域の窓口

　同院は在宅療養支援診療所として、医療機関の休日や夜間、患者の緊急時にも相談ができる窓口の役目を持つ。現在のように訪問診療が確立されていない頃から、積極的に往診・訪問診療に対応してきた。現在は、平日の午前診療後～午後3時と6時以降、土曜の午前診療の後、必要があれば日曜とほぼ毎日行っている。患者数は60～70人程で、80～90歳代の高齢患者が多い。

● 依頼に応える、走る医者

　外来では、幅広い検査・診断、循環器・糖尿病などの慢性疾患への治療に定評があり、あらゆる健康問題に対応する家庭医療科も標榜。同院長は、豊富な訪問診療の経験から「訪問を依頼される多くの患者さんの異常に早く気付き、的確な対応を遅延なく行うことが大切である」との思いが強い。そのためには、患者・家族の希望を尊重した上で、訪問を多くすることが重要と感じている。

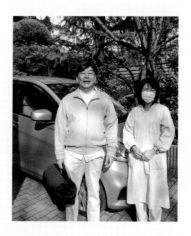

　車から患者宅、医院までの素早い移動を心がける。その姿から、周囲は「いつも走っている医者」と呼んでいる。

診療の内容・流れ

● 薬を増やさない・無意味な延命治療はしない

　訪問診療を担当した患者は1500人以上。疾患は多領域にわたるが、脳卒中の後遺症、悪性腫瘍、心不全、認知症の患者が多い。血液検査での全身状態の管理、酸素療法、人工呼吸管理など医療処置のほとんどを行うが、延命治療となる胃ろうはあまり勧めていない。近年では、回復見込みのない胃ろうは医療界で推奨されていないが、もちろん、希望があれば経静脈栄養や高カロリー栄養の処置などを行う。また、必要のない薬はなるべく出しておらず、例えば、認知症が進行すると薬は効果がないという。

● 認知症患者の家族へのサポート

　認知症患者への対応は、むやみに言動を否定することなく寄り添うのが基本。しかし、介護する家族は、患者の異常な行動や発言などをまともに受け、ストレスがたまることが多い。そういう場合は、「理不尽なこと、おかしなことを話されても、右の耳から聞いて左に流すこと。あなたがしんどいだけですよ」と家族に話すという。

● 看取りの負担、その後の晴れやかな顔

　在宅医療では、合併症を考慮した全身管理、注射や点滴なども行うが、急変した場合は家族が救急車を呼ぶことが多い。最近、100歳代の男性患者が急性心筋梗塞で口から泡を吹き、同院長がすぐに行ける場所にいなかったため家族が救急車を呼んだ。在宅での看取りは、家族がどれだけ我慢するかにかかる。呼吸が止まって電話してくる家族もいる。看取り終えた家族が挨拶に来ると、すっきりとした顔をしているという。「すべてやり切った」という表情である。

● 電話相談、地域の窓口

　訪問診療を希望する場合は、まずは電話相談から。同院は、地域の在宅医療を支える在宅療養支援診療所として、24時間体制の対応を取っている。休日や夜間、患者の緊急時にも相談が可能で、他の病院や診療所と連携を図り、患者の状態によっては同院で対応する場合もある。

医療連携・地域連携

● 認知症サポート医として地域を守る

近隣の「特別養護老人ホーム・悠悠タウン江波」「サンキウエルビィ・グループホーム江波」でも訪問診療を行っている。同グループホームは、認知症や軽度の認知症を持つ高齢者が共同生活して介護サービスが受けられる施設。

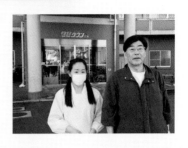

同院長は認知症診療に熟知した認知症サポート医として、医療・介護専門職へのサポートも行う。在宅生活を希望する中、重度要介護者が利用する小規模多機能型居宅介護施設（通い、宿泊）との連携も取っている。

連携する訪問看護ステーションなど／介護施設、拠点病院など9か所

めざす在宅医療の将来像

在宅療養では、家族の肉体的・精神的負担に配慮が必要ですが、費用による経済的負担も考える必要があります。国全体では、医療・介護費用の増加から将来、保険制度が維持できなくなるという声もあります。保健・医療・福祉提供者と利用者の、より深い協力や信頼関係が求められます。

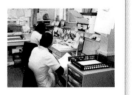

施設データ

住　　　　所	広島市中区江波南1-39-9
電　話　番　号	082-291-8101
ホームページ	あり
受　付　時　間	午前診療後〜15：00、18：00〜
休　診　日	なし
診　療　エリア	中区（主に江波、舟入、観音、己斐）、西区、佐伯区など
スタッフ	医師1人、訪問看護師3人、事務2人

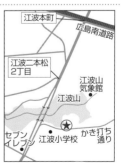

広島市中区 医療法人

あらゆる神経難病患者の在宅生活を訪問診療で全力支援

まつおか内科・脳神経内科

サービスの特色

- ●神経難病に精通した専門医による訪問診療

- ●緩和ケアで QOL（生活の質）を改善する

- ●認知症・生活習慣病・合併症への対応

院長のポリシー

まつおか なおき
松岡 直輝

医療理念は、「患者さんが満足できる最善の医療・ケアの提供」。長年関わってきた神経難病の患者さんなどの在宅療養を、より良いものとする訪問診療に専念します。知識や経験を生かして、患者さん個人の尊厳を尊重した快適な療養生活を全力で支援します。

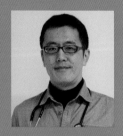

プロフィール

1998年広島大学医学部卒。広島大学第三内科入局。呉医療センター内科、広島大学病院脳神経内科（第三内科）、柳井病院神経内科、広島市民病院神経内科などを経て、2011年に開院（広島市安佐南区）。2018年に現住所に拠点を移し、訪問診療を主体としたクリニックを新たに開院。日本内科学会認定総合内科専門医。日本神経学会認定神経内科専門医・指導医。日本脳卒中学会認定脳卒中専門医。身体障害者福祉法指定医師（肢体不自由）。広島県もの忘れ・認知症相談医（オレンジドクター）。

在宅医療への思い

● 神経難病患者が必要とする在宅医療

同院は、神経難病（パーキンソン病、筋萎縮性側索硬化症など）の専門診療に定評がある。松岡院長は、もともと総合病院で脳卒中などの神経内科救急の診療を専門としていたが、2007年から神経難病専門の病院に移り、3年間で多くの神経難病患者の慢性期～終末期の診療に携わってきた。そこでのさまざまな経験が、現在の診療方針に大きな影響を与えているという。「最後まで在宅で過ごしたいという、神経難病患者さんやご家族の願いに何とか応えたい」との思いから、2011年のクリニック開院当初から訪問診療を手がけてきた。

● 広島市中心部を拠点に訪問診療・往診に専念

訪問患者の増加に伴い、「外来診療の合間に行う訪問診療では、緊急時の対応も含め十分な在宅医療の提供が困難である」ことを同院長は痛感したため、2018年に、外来診療を行わず訪問診療・往診に専念することを決意。柔軟に移動ができることを考えて広島市中心部に拠点を移し、新たなクリニック（中区本川町）を開院。

● 在宅医療における緩和ケアの重要性

緩和ケアとは、「治る見込みのないがんや難病の患者とその家族の、身体面・精神面・社会面・スピリチュアル面での苦痛を和らげ、QOL（生活の質）を改善するアプローチ」を指す。同院長は、「治療」優先の医療ではなく「生活」優先の医療の考え方で在宅医療を行っており、神経内科専門医のスキルを生かして緩和ケアを実践している。

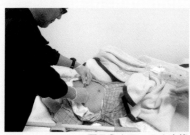

胃ろうカテーテル交換

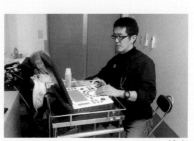

エコー検査

診療の内容・流れ

● 神経難病を主体とした訪問診療

　訪問診療とは、「通院が困難な患者の自宅や施設を定期的に訪問し、計画的に診療すること」をいう。開院当初から訪問診療してきた患者は170人以上で、神経難病患者が約7割を占め、在宅での看取り患者総数は67人（2020年2月現在）。訪問診療・往診を専門としてからは、年間約900件の訪問診療と約100件の緊急往診を行っている。

訪問診療している疾患／
パーキンソン病、レビー小体型認知症、進行性核上性麻痺、脊髄小脳変性症、筋萎縮性側索硬化症、多系統萎縮症、痙性対麻痺、多発性硬化症、脊髄性筋萎縮症、アルツハイマー型認知症、前頭側頭型認知症、慢性炎症性脱髄性多発根神経炎、脳梗塞後遺症、脳出血後遺症、神経線維腫症1型など

● 在宅でも多くの医療処置が可能

　在宅で可能な医療処置は、「気管カニューレ交換」「人工呼吸管理」「胃ろうカテーテル交換」「胃ろうからの栄養（主に半固形食を使用）」「褥瘡（床ずれ）処置」「膀胱留置カテーテル交換」「自己導尿」「在宅酸素療法」など。血液検査、心電図、エコーなどの検査も、必要に応じて行っている。

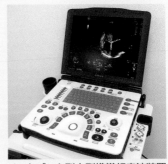

ノートブック型小型携帯超音波装置

● 電話相談、地域の窓口

　訪問診療を希望する場合は、同院への電話相談から。訪問診療の適応となるか、同院からの訪問診療が可能かなどについて、気軽に相談することができる。自宅以外では、グループホームやサービス付き高齢者向け住宅などの施設への訪問診療も行っている。

　同院は、地域の在宅医療を支える窓口となる在宅療養支援診療所として24時間体制の対応を取っており、他の病院や診療所との連携で、24時間365日往診や訪問看護などを提供している。

医療連携・地域連携

● 多職種連携で神経難病の在宅療養を支える

　訪問診療の際には、訪問看護ステーションの看護師・リハビリ専門職との連携が重要となる。特に、訪問看護師の役割は大きく、「神経難病に対する専門的知識や技術に基づく看護」「医療と介護の橋渡し」「患者・家族の心のケア」など、神経難病の在宅医療では多職種の中心となって動いてもらうことも多い。

　そのほか、訪問歯科や訪問薬剤師、ケアマネジャー、福祉用具専門相談員などとの多職種連携も、在宅での生活を支えるためには必須であるといえる。

● 病院や施設と連携して臨機応変な対応を行う

　患者が自宅で生活を続けることを希望していても、合併症や家族の介護力の問題などで自宅での生活が困難となることがある。その場合、患者のQOLを最大限に尊重しつつ、連携している病院や施設への一時的な入院や入所を行うこともある。

めざす在宅医療の将来像

在宅医療により深く関わるようになって、患者さんが住み慣れた場所で生活することの大切さを実感しています。在宅医療は、「チーム医療」です。医師１人でなく、他の医療・介護スタッフ、さらに患者さんやご家族が協力することで、より安心で快適な生活をめざしています。

施設データ

住　　　　所	広島市中区本川町 1-1-24-303
電 話 番 号	082-533-8674
ホームページ	あり
受 付 時 間	9：00 〜 12：00、14：00 〜 18：00
休 診 日	土・日曜、祝日
診 療 エ リ ア	広島市内全域 ※その他エリアは要相談
ス タ ッ フ	医師1人、事務1人

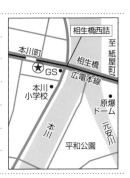

広島市西区

医療と介護のスムーズな連携に強み

医療法人
裕心会

落久保外科循環器内科クリニック

サービスの特色

- 日常生活を楽しんでいただくための医療
- 介護サービスとの緊密な連携
- 基幹病院とのスムーズな協力体制

院長のポリシー

落久保 裕之
（おちくぼ ひろゆき）

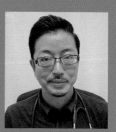

退院して、自宅での療養について不安な気持ちを
お持ちの患者さんに安心してもらえるよう、かか
りつけ医としてサポートします。ご本人がどうい
う風に暮らしていきたいか、しっかりと対話をし
て、ご本人とご家族、チームスタッフとともに走っ
ていければと思います。

プロフィール

1989年久留米大学医学部卒。広島記念病院、県立広島病院、梶川病院などを経て、
前身の落久保外科医院（1960年開院）を2008年4月に落久保外科循環器科クリニック
として継承。2014年医療法人裕心会。もの忘れ・認知症相談医（認知症サポート医）。
広島市医師会常任理事。広島市西区医師会副会長。広島県介護支援専門員協会会長。
日本ケアマネジメント学会理事。

在宅医療への思い

● 物語重視型──自宅ならではの医療

　急性期では理論や経験に基づいた医療が必要だが、回復して日常を送りながら終末期にかけての医療は「物語重視型でなければ」と、近年はいわれている。科学に基づきながら、その人が歩んできた人生の物語を大切にし、対話をしながら行うのが在宅医療である。時間軸の自由度を柔軟にするなど、日常生活を楽しんでいただくための自宅ならではの医療をめざす。

● 自身の闘病体験を通して思いを深める

　落久保院長は、自身が移植を受けて50日間入院した経験を持つことから、「患者として医療を受ける側の気持ちや、病院スタッフの苦労が理解できました」と語る。

　自身の経験をふまえ、病院での急性期医療は大切にし、ある程度回復したら自宅で生活できるよう、不安定な段階でも地域のかかりつけ医として積極的に受け入れていく。「治療の見通しに不安を抱えている患者さんに、安心して医療を受けられるように支えていきたいです」

● 歴史を重ねてきた方々への敬意が原動力

　エレノア・ルーズベルト（第32代米国大統領夫人）の「若くて美しいことは自然のいたずら。年老いて美しいことは芸術です」という言葉に大きく共感しているという同院長。患者各々の歴史の重みを紐解きながら気持ちをくみ取り、その人らしく安心して暮らせるように心を砕く。

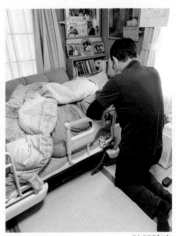

訪問診療

　「人生の先輩として尊敬できる方々を最期まで診ることのできる在宅医療に携われて、とても幸せを感じています」と語る。

診療の内容・流れ

● 病気のことなら何でも相談可能

　総合診療医的なかかりつけ医として幅広い分野に対応。症状に応じて、入院など病院での治療が必要なときには、病院・クリニック間で診療情報を共有する「ひろしま医療情報ネットワーク」や、地域内で入院や退院時の支援を行う「西区在宅あんしんネット」など、病院との連携を最大限に生かして在宅での療養を支える。そして、看取りまでしっかりと診療を行う。

● 循環器の専門性に高い自信

　循環器医療については特に専門性が高く、重症心不全の患者の在宅診療も可能。訪問診療のためのポータブルエコーや心電計も備えており、広島大学病院などと病診連携で在宅医療を支える。

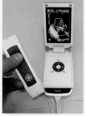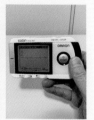

ポータブルエコー　　ポータブル心電計

● 認知症患者を初期段階から支援

　同院長は、広島県認定認知症サポート医（オレンジドクター）として地域のかかりつけ医へ認知症診療などに対する支援や、専門医療機関や地域包括支援センターとの連携推進を行っている。また、同院には認知症分野の専門知識を持つ認定看護師も在籍。多職種で構成する広島西区医師会認知症初期支援チームとして活動しており、患者本人と家族の悩みや困りごとに対し、早い段階からの支援を行う。

● 医療と介護のスムーズな連携

　同院長は広島県介護支援専門員協会の会長として、厚生労働省の介護支援専門員実務研修テキストを執筆。ケアマネジメントへの理解が深く、多職種で構成するチームケアを得意とする。ケアカンファレンスを積極的に行い、在宅医療と介護の連携をスムーズに行う。

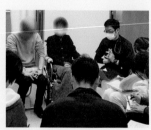

ケアカンファレンス

医療連携・地域連携

● ネットワークを駆使し安心した支援を提供

　広島市西区医師会副会長を務める同院長は、「西区在宅あんしんネット」の立ち上げに関わった。地域で安心して暮らせるよう、広島市西区内の病院とかかりつけ医（11施設）が連携し、必要に応じた入院や退院時の支援を行う。情報の共有として、病院・医院や薬局で厳密なプライバシー保護のもと、「ひろしま医療情報ネットワーク（HMネット）」に参加し、診療情報を共有することで安心・安全な医療を提供している。

　また、同院は「広島市認知症初期集中支援チーム」にも参加。認知症の方や、その疑いのある方の家族からの相談を受けた地域包括支援センターなどと連携し、複数職種から構成されるチームで訪問などの支援を行っている。

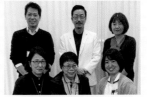
認知症初期集中支援チーム

めざす在宅医療の将来像

患者さんには、一人ひとりこれまで生きてきた人生の物語があります。その歴史を大切にして、しっかりと話し合って意思決定支援を行います。医者が患者に「科学的に正しいこと」を押しつけるのではなく、その人らしい生き方を実現するための生活重視の医療が理想です。

施設データ

住　　　　　所	広島市西区己斐本町 3-2-8
電　話　番　号	082-271-4733
ホ ー ム ペ ー ジ	あり
診　察　時　間	9：00 〜 12：30、14：30 〜 18：00
往　　診　　日	火・金曜（午後）、水・木曜（午前）
休　　診　　日	木・土曜（午後）、日曜、祝日、お盆、年末年始
診 療 エ リ ア	広島市西区、中区、東区 ※その他エリアは要相談
ス　タ　ッ　フ	医師1人、非常勤医師1人、看護師5人、理学療法士1人、作業療法士3人、事務職員3人

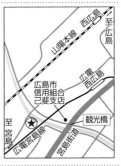

広島市安芸区

最新技術の活用で安心に暮らせる医療体制を支える

たにクリニック

サービスの特色

- 糖尿病など生活習慣病の合併症への対応

- 地域で情報共有して見守るバイタルリンク

- 24時間医療相談できる地域の窓口

院長のポリシー

谷　充理

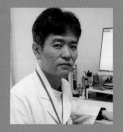

開業医として大切なことは、診断・観察にとどまらず、患者だけでなくその家族や家、環境などの背景を把握すること。訪問診療では、否応にも家族の関わり方や背景が見え、家族のケアが重要となります。地域全体で協力し、安心して暮らせる医療の提供をめざします。

プロフィール

1975年広島市安芸区出身。2001年大阪医科大学医学部卒。広島大学第一内科入局後、松江赤十字病院消化器内科に勤務。2006年より現職。専門分野は消化器内科。安芸地区医師会常任理事（広報・医療情報担当）。日本消化器内視鏡学会認定専門医。日本消化器病学会認定専門医。日本内科学会認定内科医。日本医師会認定産業医。

在宅医療への思い

● 地域での訪問診療の役割を担う

　戦後まもない1948年に外科を診療する医院として開業（谷外科）し、谷院長は３代目。2006年に跡を継ぎ、たにクリニックに改称した。診療する患者は３世代を超え、地域を見守るかかりつけ医・在宅療養支援診療所の往診医として大きな信頼を得ている。外来では、内科、消化器内科、外科を診療。同院長は検査・診断に定評があり、検査や腹部エコー検査は年間で各200件に及ぶ。

　在宅診療で心がけていることは、チーム医療と多職種連携。「在宅医療は、医師１人では成立しません。安芸地区医師会は地域全体で、自宅療養したい人、家に帰りたい人の手助けをしています」と、同医師会理事も務める同院長は話す。

● 在宅医療に必要な柔軟性

　総合病院の勤務医の頃、救急外来の担当も順番で回ってくるため「専門外だから」などと言っていられず、「何にでも対応する度胸がつきました」と話す同院長。在宅医療も、専門の内科的治療だけでなく、転倒によるケガなども起こる。転んだ際のかすり傷などの処置を行うのも、重度の褥瘡（じょくそう）の処置などに対応するのも、外科診療を長く行っていた病院という理由だけでなく、「何でもやろう」という勤務医時代に培われた精神があるから。

　在宅医療は、オールマイティに対応する医師の柔軟性が求められる。

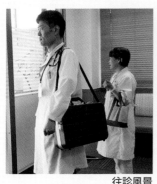
往診風景

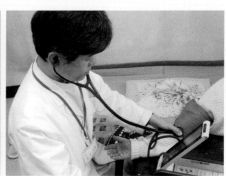
患者に親身に寄りそう

たにクリニック

在宅医療

診療の内容・流れ

● 対象患者と可能な医療処置

　現在、訪問診療を行う患者数は約50人程で、対象は、認知症、後遺症、悪性末期、神経難病、長期状態などの患者となる。在宅で可能な医療処置は、在宅酸素療法、気管切開カニューレ交換、人工呼吸管理、胃ろう・胃管栄養、在宅中心静脈栄養、留置カテーテル、人工肛門管理、褥瘡処置、インスリンなどの在宅自己注射や、麻薬などによる緩和ケアとなっている。

● 胃ろう交換用内視鏡を持参

　訪問診療には、携帯用エコー・心電図、胃ろう交換用の内視鏡などを持参。胃ろう交換用の内視鏡まで持っている訪問診療の医師は少ない。同行する看護師は、前回から今回訪問するまでの患者の様子を家族に聞くという。患者本人から医師に言いにくいことを言ってもらう工夫をしてフォローする。

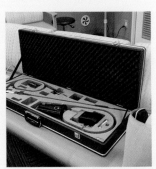

胃ろう交換用内視鏡

● 夜間や緊急時も安心なバイタルリンク®

　安芸地区医師会は、2019年11月からバイタルリンク®の利用を開始。バイタルリンク®（帝人ファーマ）は、パソコンやスマートフォン、タブレットを用いて、患者の情報を簡単に確認・共有ができるデジタルツール。安芸地区管内の総合病院救急外来でも患者のデータを確認できる。同クリニック、あいクリニック、秋本クリニック、安芸区医師会訪問看護ステーションが中心となり、拠点病院と連携して患者情報を共有する治療が始まっている。

● 診療の流れ

　病気や認知症などで通院が難しい状況になり、悩んでいる人はまず相談から。クリニックへの来院か電話で対応している。訪問診療では定期的（月平均1～4回）に患者を訪問する。在宅療養支援診療所である同クリニックは、医療機関の休日や夜間、患者の緊急時にも相談ができる窓口の役目を持っている。

医療連携・地域連携

● 地域の訪問看護・介護体制の充実

　同院長が理事を務める安芸地区医師会は、広島市内の中でもいち早く訪問看護・介護の体制を整えたことで知られる。安芸地区医師会総合介護センターには、訪問看護ステーション、ホームヘルパーステーション、在宅介護支援センター、居宅介護支援事業所を併設する。各部門が連携を図り、地域におけるケアシステムを構築し在宅医療を支えている。全年齢、全疾患に幅広く対応し、「家で暮らしたい」「家で最後を迎えたい」という地域の希望者を最大限に受け入れる。

　この訪問看護ステーション立ち上げの中心となったのが、父である前院長。同院長にも訪問看護・介護の重要性を説いていたという。

連携病院など／あいクリニック、秋本クリニック、県立広島病院、マツダ病院、
**　　　　済生会広島病院、安芸市民病院など**

めざす在宅医療の将来像

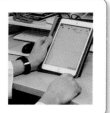

地域の行政、医療・介護関係者などが連携して、それぞれが疲弊することなく24時間365日、安心・安全に住民を守ることができる仕組みを作ります。デジタルツールを活用した連携を図り、時代にあったケアシステムを構築して在宅医療を支えます。

施設データ

住　　　　所	広島市安芸区船越南2-1-11
電　話　番　号	082-823-2220
ホ ー ム ペ ー ジ	あり
往　診　時　間	13：00 〜（木・土曜）、 13：00 〜 15：00（月〜水曜） ※木・土曜午後が中心。以外は要相談
休　　診　　日	日曜、祝日
診　療　エ　リ　ア	広島市安芸区、南区、海田町、府中町　※その他エリアは要相談
ス　タ　ッ　フ	医師1人、看護師5人、事務2人

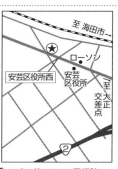

「家で過ごしたい」を支える海田のかかりつけ医

秋本クリニック 医療法人

サービスの特色

- ●3km圏内に訪問範囲を絞ることで迅速な対応を可能に

- ●基本は外来で対応し、状態に応じて訪問診療へ移行

- ●地域連携室・居宅支援・訪問看護を備えて院内外で連携

院長のポリシー

あきもと えつし
秋本 悦志

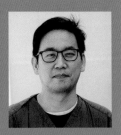

敷居の低い「何でも相談できる」雰囲気づくりと、診療終わりに安心感を与えられるよう心がけています。末期がんや超高齢者など教科書通りでは難しい患者さんも多く、スタッフ一丸で「どうにか解決する」という理念で対応しています。

プロフィール

1979年生まれ。2004年久留米大学医学部卒。同年広島大学初期臨床研修センター（外科を主に研修）。広島大学（第二外科）、JA尾道総合病院、土谷総合病院などで外科一般を学び、外科専門医取得。県立広島病院、広島大学病院（乳腺外科）で乳がん診療。2013年秋本クリニック継承。県立広島病院消化器乳腺外科非常勤。日本外科学会専門医。日本乳がん学会専門医。中四国乳がん学会優秀演題賞受賞。広島医学会優秀演題賞受賞。

在宅医療への思い

● 乳腺外科とフットワークの軽さで地域医療に貢献

父も祖父も外科医で、秋本外科は安芸地区に昔からあるかかりつけ医として人々から頼られていた。父は30年以上前から在宅医療を行ってきた。その父が健康を害したため、急きょ継承することになり、大学医局や県病院、大学病院の先輩や同僚の助けを得ながら卒後９年目で開業医になった。

自分の専門分野である乳腺外科と外科の諸先輩方に仕込まれたフットワークの軽さで、地域医療に少しでも貢献できたらと考え、地域から何が求められているか、そしてクリニックのスタッフがいかにやりがいを持って仕事をできるかを考えた。

● 患者と家族の希望を叶えるために

勤務医時代と違い、患者やその家族と話す機会が大幅に増え、患者の「こうしたい」「こうでありたい」といった気持ちに直接触れ、往診などで生活環境など個別の状況を理解することができ、自分の働き方ひとつで個別の医療に反映しやすくなった。

各種治療ガイドラインから大きくずれることなく、患者と家族の希望を叶えるために、「いかに不安のない日常生活を送れるか」「外来通院と訪問診療を行き来することで、いかに家族も安心できる在宅生活を送れるような体制をつくれるか」、日々試行錯誤している。

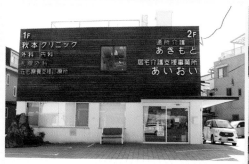
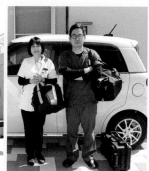

地域の頼られる存在として

診療の内容・流れ

● 外来から在宅看取りまで切れ目のない医療

外来診療は、乳腺疾患全般（乳がんの精密検査や術後のフォローアップが中心）や生活習慣病、認知症など。在宅診療では、末期がん（3割）や認知症、神経難病、超高齢者などで看取りまで対応（年間約20件）。訪問診療（定期的な診療と健康管理／年間約2500件）と、往診（緊急時に自宅に訪れて診療／年間約500件）を行っており、現在、130人前後の患者を訪問している。急な診察に対応できるように、クリニックを中心に半径約3km圏内に限定している。

全身管理、検査（ポータブルレントゲン、ポータブルエコーなど）、緩和ケア（医療用麻薬による痛みの管理、つらい症状での鎮静など）、処置（輸液、胸水・腹水穿刺、中心静脈栄養の管理、褥瘡デブリ）に対応でき、併設した居宅による介護サポート、在宅専任看護師5人の看護サポート体制をつくっている。

例えば、大きな病院や多くの診療科への通院が難しくなった超高齢患者の場合では、まず、外来通院で一元管理や、過剰・重複した内服の減薬などの調整、必要があれば介護サービスや訪問看護の導入に対応。また、外出が難しくなっても「最期まで家で過ごしたい」場合には、看取りを含めた在宅診療への移行も可能である。

治療にあたって大切にしているのは、十分な説明と本人の納得できる医療の提示。診療の際に、一回は患者を笑わせて抵抗なく質問できる雰囲気をつくり、困ったときに真っ先に頼られる存在になれるように努めている。

●「在宅チーム」を備える地域のかかりつけ医

居宅介護支援事業所を併設し、2019年には訪問看護ステーションを開設。さらに、クリニックには珍しく地域医療連携室（拠点病院との連絡窓口）を設けているのも特徴。クラウド型電子カルテを導入し、システムの一元化を図っている。在宅専任看護師・ケアマネジャー・医療事務それぞれに役割があり、また、在宅チームとして同室にいることでスピード感を持って対応し、情報共有と緊密な連携が取れるため、方針もぶれない。

秋本院長は、現場でより密接に患者と接している看護師やケアマネジャーの思いを尊重し、医療・介護により反映しやすい環境づくりを心がけている。

医療連携・地域連携

● 「地域全体でみる」ことができる協力体制づくり

安芸地区医師会で地域の開業医、基幹病院との連携をより緊密にする「バイタルリンク®」「主治医副主治医制度」を担当。マツダ病院、安芸市民病院、済生会病院がカルテを共有し、必要があれば緊急入院に対応できる体制作りができている。

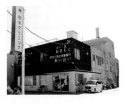

がん患者、高齢者を「地域全体でみる」ことに対応できるよう、地域の協力体制の改善を日々進めている。

連携病院など／近隣のクリニック全般、県立広島病院消化器乳腺移植外科（非常勤）、広島大学病院消化器外科・乳腺外科、広島市民病院乳腺外科、マツダ病院、安芸市民病院、済生会広島病院、JR広島病院緩和ケア科

めざす在宅医療の将来像

がん多死社会・超高齢社会の中で、患者さんはもちろんのこと、支える家族の負担も考えなければ家族みんなの幸せは訪れません。「海田は病気になっても年をとっても安心して最期まで家で過ごせる」と思われるよう、在宅医療の

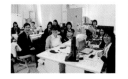

さらなるレベルアップ・院内外の連携システムの構築を進め、医療介護両面からのアプローチでみんなが笑って過ごせる地域にしたいです。

施設データ

住　　　　所	安芸郡海田町稲荷町 3-34
電　話　番　号	082-823-7777
訪　問　時　間	8：00〜9：00、12：00〜15：00
休　　診　　日	日曜、祝日　ホームページ　あり
診 療 エ リ ア	海田町全域と府中町・船越・矢野・畑賀・中野地区の一部など、クリニックから半径3km圏内（車で5〜10分程度）
ス　タ　ッ　フ	医師1人、看護師5人、事務2人、相談員1人、ケアマネジャー5人

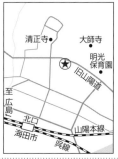

広島市安佐北区・佐伯区

専門的な口腔ケアで健康を維持

アルパカ歯科出張便

アルパカ歯科・アルパカこども矯正歯科（医療法人 アルパ会）

在宅医療編

広島市安佐北区・佐伯区

サービスの特色

- ●訪問診療に経験豊富な歯科医が担当

- ●専門的な口腔ケア

- ●リハビリで"食べる機能"を回復

院長のポリシー

林　英貴（はやし　ひでたか）

少子高齢化が進む日本では、歯科医院に通うことのできない患者さんも増えています。体力が弱っている方ほど、管理はとても重要です。楽しく、元気で、生き生きとした生活が送れるよう、一人ひとりに合った専門的な口腔ケアを行っています。

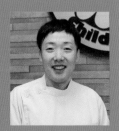

プロフィール

2007年広島大学歯学部卒。広島大学病院勤務、広島大学大学院卒（歯学博士取得）を経て、2012年ひろしま出張歯科開院。2017年アルパカ歯科に改称。

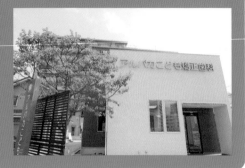

54

訪問歯科の特徴

持ち運び可能なレントゲン

持ち運び可能な治療機器やレントゲンも完備。吸引しながら歯や入れ歯を治療することができ、通常の診療室と同じレベルの治療が可能です。自宅で水のみ用意していただければ、ベッドで寝たまま楽な姿勢で治療できます。

食事動作のリハビリ

飲み込む力がなくなっている方は、食べられないものが増えるだけでなく、誤って気道に食べ物が入り、肺炎のリスクが高くなります。いつまでも安全で楽しく食事をするために、飲み込む力を強めるリハビリも行っています。

内視鏡を使った評価

正確な治療計画を立てるために、持ち運べる内視鏡を使って嚥下検査も行っています。喉の動きを直接見ることで、患者さんがどこまで食べられるかが分かり、食べ物の硬さなど一人ひとりに最適な食事を提案しています。

女性歯科医による診察も可能

訪問治療には経験豊富な歯学博士の資格を持つ歯科医で担当しています。女性歯科医もいますので、希望があれば最初にお伝えください。自分で歯の手入れが困難な患者さんは、家族の方へ口腔ケアに対するアドバイスもしています。

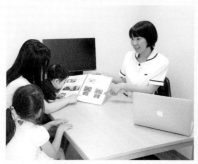
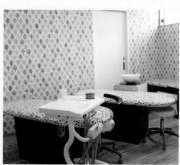

訪問歯科一番のおすすめポイント!

無料の歯科検診

初回は無料で検診もいたします。車いすや寝たきり、認知症などで歯医者通いが大変な方に利用いただいています。中区、東区、西区、南区、安佐北区、安佐南区、廿日市市など、広島市内ほとんどの範囲に対応していますので、気軽にお問い合せください。

お問い合せから治療までの流れ

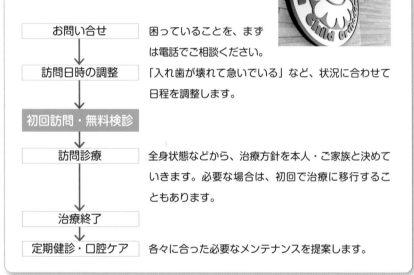

お問い合せ	困っていることを、まずは電話でご相談ください。
訪問日時の調整	「入れ歯が壊れて急いでいる」など、状況に合わせて日程を調整します。
初回訪問・無料検診	
訪問診療	全身状態などから、治療方針を本人・ご家族と決めていきます。必要な場合は、初回で治療に移行することもあります。
治療終了	
定期健診・口腔ケア	各々に合った必要なメンテナンスを提案します。

---

column —— コラム

歯医者による専門的な口腔ケアを行うと、発熱や誤嚥性肺炎になるリスクが半分以下に減り、熱が出ても軽症ですむという統計も出ています。一見、汚れていないように見える口の中でも、唾液が出なくなるなど自浄作用が落ち、ばい菌の温床となっていることもあります。全身の健康のためにも、継続的な口腔ケアは大切です。

めざす在宅医療の将来像

認知症で見逃しがちなのがお口の状態。「歯がない!」など、家族が異変に気付いた時点で、奥歯まで虫歯だらけになっているなど重症化しているケースも多いです。できるだけ早めに、歯科治療に慣れていただくことも大切と考えます。

そのほかのサービス

● アルパカこども矯正歯科

お子さんの口の健康はもちろん、家族で通院可能なファ
ミリー歯科。キッズスペースや授乳室、オムツ交換台も
完備しているので、子連れでも安心して通えます。

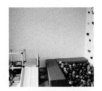

● アルパカの森保育園

０歳～未就学児のお子さんを対象にした保育園も開設。歯並
びに影響する口の健康を育てる「口育(こういく)」を取り入れています。

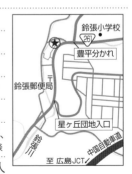

● 放課後デイサービスアルパカ

6～18歳までの学習障害、発達障害等のお子さんを対象に
した放課後デイサービスを五日市と呉市焼山で実施。教職資格を持つスタッ
フが、各々に合わせた指導を行っています。

● アルパカ居宅介護支援事業所

要介護（1～5）の方に、最適な介護サービスを提供できるケアマネジャーが在籍
しています。介護保険サービスを利用するためのケアプランも作成可能です。

施設データ

●アルパカ歯科（院長：林 英貴）

住　　　　所	広島市安佐北区安佐町鈴張1953	
電　話　番　号	082-835-1215	
利　用　時　間	9：30 ～ 13：00、14：00 ～ 18：00	
休　　診　　日	日曜	ホームページ　あり
診療エリア	広島市中区、東区、西区、南区、安佐北区、安佐南区、廿日市市　※その他エリアは要相談	
ス　タ　ッ　フ	歯科医師5人、歯科衛生士5人、事務2人	

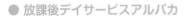

鈴張小学校
261
豊平分かれ
〒
鈴張郵便局
星ヶ丘団地入口
中国自動車道
三篠川
至 広島JCT

●アルパカこども矯正歯科（院長：林 明子）

住所／電話番号	広島市佐伯区皆賀1-13-14-1／082-576-6356
利　用　時　間	10：00 ～ 13：00、14：30 ～ 18：00　休　診　日　日・月曜

嚥下（えんげ）

食べた物を噛み砕いて飲み込み、胃まで送る動作のこと。

拘縮（こうしゅく）

各関節の周辺域の組織などが何らかの原因により硬くなり、一時的に動きが制限されること。

褥瘡（じょくそう）

寝たきりなどが原因で、体重で圧迫されている場所の血流が悪くなったり滞ることで、皮膚の一部が「赤味をおびる」「ただれる」「傷ができる」こと。とこずれ。

胃ろう（いろう）

口から食事ができない方のために、内視鏡でお腹に作った小さな「口」「穴」からチューブなどで、栄養剤などを直接、胃の中へ注入する治療法。

カテーテル

医療物品の一つで、検査や治療などの医療行為のために使う柔らかい細い管。体内の器官などに挿入し、内容物の排出・採取・注入など幅広い場面で使われています。

ドレーン

医療物品の一つで、体腔内に溜まった水分・血液・リンパ液・膿瘍などを体外に排出するために使われる管。

言語聴覚士

ことば・摂食・嚥下に関するリハビリテーション専門職。脳卒中後の失語症、聴覚障害、ことばの発達の遅れなど、小児から高齢者まで幅広く対応します。

作業療法士

日常生活動作（食事、トイレなど）に関するリハビリテーション専門職。残された機能に「自助具」や「福祉用具」を組み合わせて、日常生活でできることを広げられるように促します。

理学療法士

基本動作(立つ、歩くなど)に関するリハビリテーション専門職。残された機能に「運動療法」や「物理療法」で刺激を与えて、基本動作のさらなる改善を促します。

パート**2**

訪問看護編

安心して訪問看護を受ける ために知っておきたいこと

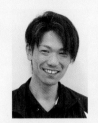

もみじ訪問看護ステーション

所長 **道木 俊光**

どうぎ・としみつ。広島県三次市生まれ。高校卒業後、大阪の病院で看護助手や一般企業の営業を経験。2001年岩国YMCA国際医療福祉専門学校入学。卒業後、広島共立病院で約10年間看護師を務める。2015年より現職。資格／看護師。在宅褥瘡管理者。福祉用具専門相談員。など

現在、日本は65歳以上の人口が国民の約4分の1人にあたる超高齢社会に突入している。1947～49年に生まれた団塊世代が75歳以上になる2025年以降は、介護や医療の需要がさらに見込まれている。そんな中で需要が高まっているのが、住み慣れた自宅で看護サービスが受けられる訪問看護。ここでは、県下の訪問看護の現状や受けられるサービス内容などについて、現場経験が長く業界を先導してきた、もみじ訪問看護ステーションの道木所長に話を伺った。

● 訪問看護を受けるメリットと施設の特徴など

　訪問看護とは、赤ちゃんから高齢者までの幅広い年代の看護が必要な方に、看護師が自宅を訪問し、主治医の指示や連携により行う看護のことをいいます。

　通院が困難な方や、家族が病院へ同行することが大変な方にとって、負担

を減らすことができるのが大きなメリットです。また、住み慣れた自宅で療養できるため、他人を気にすることなく快適に過ごすことができ、QOL（生活の質）の向上も期待できます。

　施設の形態としては、看護師だけのステーション、理学療法士・作業療法士・言語聴覚士を配置しているステーション、小児や精神に特化したステーション、老人ホームなどの施設訪問を専門にしているステーションなど、特色もさまざまです。

　医療保険を利用した場合、通常、週３回までの回数制限がありますが、症状が重い場合などは、主治医との相談の上で状況に応じた訪問が可能です。その場合には、特に回数制限はありません。また、ケアマネジャーと連携し、介護保険を利用しての訪問看護もあり、それらを使い分けて対応しています。つまり、利用者の状況にあった訪問看護の使い方を相談しながら対応しています。まずは、主治医やケアマネジャーに相談してみる必要があります。

● 利用者の多様化で訪問看護師の数が課題に

　現在は、医療技術の進歩や医療費削減の影響などを受け、以前よりも入院が短期化し、訪問看護を必要とする方が増えています。そのため、療養の現場が「病院完結型」から「地域包括型」へと移行しつつあり、医療・介護・福祉のすべてにおいて必要とされる看護師も、病院から暮らしの場へと活躍のフィールドを広げています。

　当ステーションでも、患者さんの退院前カンファレンスに積極的に参加し、安心して自宅で看ることができるよう考慮しており、質の高い安全な医療の展開には、在宅チームにおける多職種連携も欠かせません。

　近年、訪問看護の利用者は医療依存度の高い重度の方で、がん末期患者や人工呼吸器の装着者、チューブ類を使用して生活している人など、24時間体制が必要な方が増加しています。また、重度の障害のある小児や精神障害が

ある在宅生活者、認知症の人など多様化してきていることも特徴です。

　現在、広島市には143のステーション（安佐南区は28）があります。ステーションの数は年々増加していますが、需要に対して訪問看護師の数が足りないという問題も大きくなってきています。安佐南区では、数か月に一度訪問看護師が集まり、勉強会や情報の共有を行い、お互いフォローできる体制を整えています。

● 患者さんや家族の状況を考慮してサービスを提供

　それぞれのステーションで違いはありますが、当ステーションでは、24時間365日在宅療養者を支援しています。

　①医療機器の管理（人工呼吸器、輸液ポンプ、在宅酸素など）、②病状観察（体温や血圧などの測定、全身観測など）、③カテーテル管理（尿留置カテーテル、胃ろうカテーテルなど）、④ターミナルケア（がん末期など自宅での看取りを支援）、⑤多職種連携（各サービス事業所との連携で対応）、⑥医療的処置（褥瘡処置、ドレーン挿入部の処置など）、⑦介護支援・相談（介護方法のアドバイスや福祉用具相談など）、⑧内服管理（内服の相談や定期内服の確認など）、⑨リハビリテーション（拘縮予防、呼吸リハビリ、嚥下訓練など）、⑩清潔への援助（身体の清拭、入浴の介助など）、⑪その他の必要時の対応（点滴、導尿、採血、採尿、インスリンなど）を行っています。

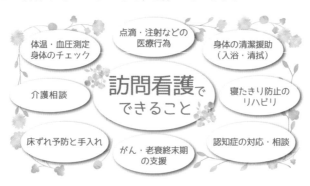

これらのサービスは、多職種と連携を図りながら「患者さん本人がどうしたいのか」「家族が看れる体制にあるのか」といったことを考慮してサポートしています。問題を解決しようとするときは、それぞれの専門職の力を借り、お互いの持つ能力を生かしてこそ、チーム体制で対処する協議の意義が生まれてきます。

また、訪問歯科や薬局とも緊密な連携を構築しており、歯科では嚥下や食事のサポートも行っています。薬剤師が介入することで、訪問時間の短縮や内服相談の場合に迅速に対応ができるようになりました。さらに、配偶者や親、子どもなど大切な人を亡くし、大きな悲嘆に暮れている方に対するサポート（グリーフケア）も行っています。

● 訪問看護ステーションを選ぶにあたって

近年、在宅ケアの対象者は急増し、しかも、重度化・多様化・複雑化してきており、医療と生活を視野に入れた訪問看護のあり方が求められています。

訪問看護ステーションを探す中で、例えば在宅での看取りを希望する場合には、利用者の状況にもよりますが24時間体制で訪問可能な事業所が必要となります。また、主治医と訪問看護師が普段から連携している事業所であれば、コミニュケーションをしっかり取ってくれるため安心できると思います。そして、何より利用者本人のことを一番に考えて寄り添っている事業所が必要ではないでしょうか。

当ステーションは、利用者との関わりの中で寄り添い方を追求し、より多くの研修や職場内で看護観の共有を行い、看護の質の向上への取り組みを行っています。また、地域のケアマネジャーや開業医との連携構築に努めるなど、質の高い看護で選ばれる訪問看護ステーションをめざしています。利用者が自分らしく希望を持った人生を送れるよう、私たち訪問看護師が寄り添い、少しでも想いをつなぐ看護の実践ができたらと考えます。

地域医療の一端を担う有数の看護ステーション

特定医療法人
あかね会

土谷訪問看護ステーション西広島

サービスの特色

- ●ステーション開設より 24 年の歴史
- ●経験豊富な専門職が在宅生活をお手伝い
- ●あかね会の各関連施設とのスムーズな連携

訪問看護編

広島市西区

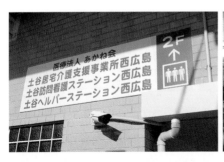

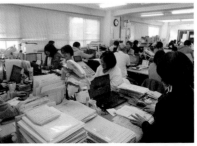

所長の思い

まゆずみ　きくみ
黛　喜久美

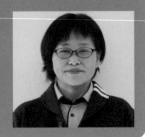

現在、「病気や障害があっても安心して在宅で過ごしたい」「人生の最後を在宅で過ごしたい」と思われる方が増えてきています。そのような方々に頼っていただける訪問看護ステーションになりたいと思います。

施設の特徴——訪問看護はどんなところ？

どんなことをするの？

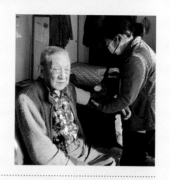

看護師やリハビリスタッフがご自宅に訪問して、病状や療養生活に応じた看護・リハビリテーションを行い、病状の安定や回復のお手伝いをします。主治医の指示のもと点滴をしたり、自宅で最期を迎えたいという希望に沿った看護を行います。

何ができるの？

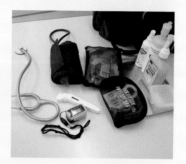

「健康状態の観察」「病状悪化の防止・回復」「療養生活の相談とアドバイス」「リハビリ」「点滴・注射などの医療処置」「痛みの軽減や服薬管理」「緊急時の対応」「主治医・ケアマネジャー・薬剤師・歯科との連携」などを行っています。

どんな人が利用していますか？

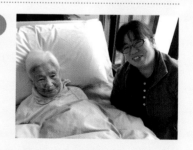

赤ちゃんから高齢者まで、年齢に関係なく利用できます。最近では、認知症やがん末期の方も増えています。

どんな人が来てくれますか？

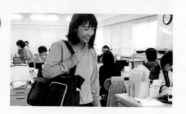

看護師・理学療法士・作業療法士・言語聴覚士が伺います。

👉 施設一番のおすすめポイント！

開設より24年、これまで多くの方々の在宅生活を支えてきました。スタッフの臨床経験も豊富で、それぞれの経験を生かして数多くの方々を訪問しています。職員約20人が、一人ひとりの状態に合わせた看護・リハビリを行います。

スタッフ間の関係も良好で、退職する人が少なく勤続年数が長いスタッフばかりです。全員が協力的なため、多くのスタッフが働きながら子育てをしてきたアットホームな雰囲気のステーションです。

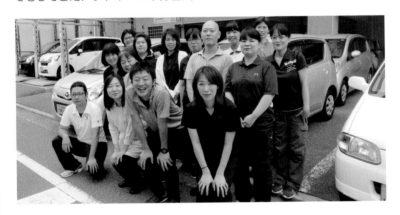

column ── コラム

地域医療をめざして、1996年当時はまだ珍しかった訪問看護ステーションをアルパーク内に開設しました。介護保険が始まる前で訪問看護の認知度も低かったのですが、地域の開業医の先生方と連携して在宅医療に取り組みました。その後、あかね会の訪問看護ステーションは5か所（広島市内）まで増えています。訪問看護の認知度が広がった現在も、地域医療の充実に取り組んでおり、作業療法士・理学療法士・言語聴覚士などによるリハビリにも力を入れています。

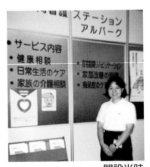

開設当時

そのほかの特徴

● 家族の介護相談

在宅介護には家族のサポートが
切り離せません。一人で負担や悩
みを抱えがちな家族へのあらゆ
る病状、介護、日常生活に関する
相談、家族の精神的支援を行って
います。

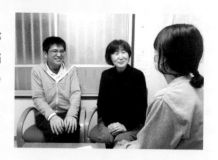

● 家屋改善の指導

在宅介護にあたり、利用者や家族が負担なく快適にすごせるように、住宅
改造時の相談に応じています（居室・廊下・居間・台所・浴室・洗面所・ト
イレ・階段・玄関・庭など）。

● 関連施設との連携

土谷総合病院をはじめとした医療
サービス、介護老人保健施設シェ
スタやデイサービスセンターなど
の介護サービスと連携し、最適な
サービスを提供します。

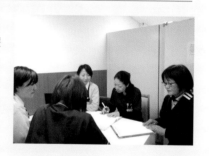

めざす在宅サービスの将来像

あかね会は、急速に進んでいく高齢社会と在宅医
療の必要性を見据えて、1990年代から在宅医療
に取り組んできました。現在は、病院・クリニック・
老健施設・在宅サービスとトータルで医療サービ
スを提供しています。今後も、時代の必要性に応
じた医療・介護に取り組んでいきます。

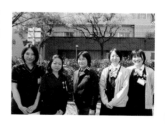

● グループ施設、介護老人保健施設シェスタ

利用者の家族が病気のときや冠婚葬祭などの理由で、家族が介護・看護が一時的にできなくなった場合は、介護老人保健施設シェスタでのショートステイ（短期入所療養介護）、レスパイト入院（病気以外の入院）の利用がスムーズにできます。

住所／廿日市市阿品4-51-1（℡0829-36-2080）

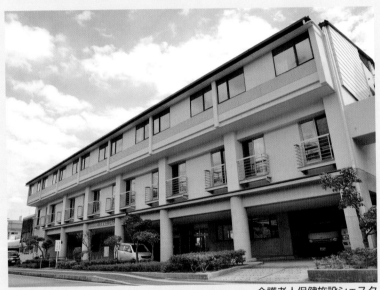

介護老人保健施設シェスタ

● その他の訪問看護ステーション

土谷訪問看護ステーション大町／安佐南区大町東2-7-24（℡082-831-6651）

土谷訪問看護ステーション光南／中区光南1-4-6（℡082-544-2789）

土谷訪問看護ステーション出汐／南区出汐1-7-16（℡082-250-1577）

土谷訪問看護ステーション佐伯／佐伯区美の里1-4-21（℡082-925-0771）

あかね会のネットワーク

● 健康な福祉をトータルに考えるあかね会のネットワーク

「いま求められる医療の最高レベルをめざすとともに、明日の医療の在り方に

機能しよう」という理念を掲げ、土谷
総合病院を中心に31の医療福祉施設が
あります。多くの施設で連携して、自
宅で過ごす高齢者の方などを手厚くサ
ポートすることができます。利用者の
暮らしを保健・医療・福祉の中でトー
タルに考えていきます。

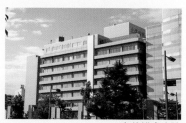

土谷総合病院

■ 病院・クリニック　　■ 介護関連施設

土谷総合病院　　　　　介護老人保健施設シェスタ

阿品土谷病院　　　　　土谷訪問看護ステーション5か所

大町土谷クリニック　　　（光南・大町・佐伯・西広島・出汐）

中島土谷クリニック　　　土谷ヘルパーステーション9か所

　　　　　　　　　　　　（光南・大町・佐伯・可部・阿品・西広島・出汐・

戸坂・矢野）

土谷居宅介護支援事業所8か所

　　　　　　　　　　　　（光南・大町・佐伯・矢野・西広島・出汐・戸坂・阿品）

土谷デイサービスセンター2か所（光南・大町）

施設データ

住　　　　所	広島市西区己斐本町 2-6-6-2F
電 話 番 号	082-507-0855
ホ ー ム ペ ー ジ	あり
利 用 時 間	8：00 ～ 17：30
サービス提供エリア	広島市西区、安佐南区、佐伯区、中区 ※市内　他4か所の訪問看護ステーションにて 広島市内全域・廿日市市

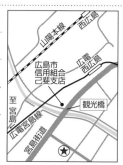

小児から高齢者まで幅広い年齢層に対応

社会福祉法人
IGL学園福祉会

IGL 訪問看護ステーション

サービスの特色

- ●スタッフ多数の大規模ステーション

- ●在宅看取りで最後までサポート

- ●小児から高齢者まで幅広く対応

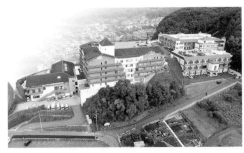
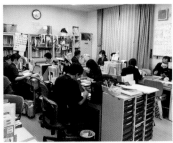

所長の思い

ひだか すみこ
日髙 澄子

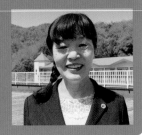

一人暮らしの高齢者の方が増えていく中、「すべての人にとって、自分が望む場所で最後まで暮らせる地域をつくりたい」という思いで仕事をしています。利用者や家族の皆さんが安心して過ごせるよう、サポートしていきます。

訪問看護サービスの特徴

24時間365日の訪問看護

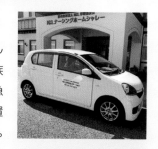

いつも住み慣れた自宅で生活ができ、安心して過ごせるよう24時間365日、利用者や家族の電話相談に応じています。体調の変化や急変時にはかかりつけ医と連携し、緊急の処置を行います。また、定期的に自宅を訪問します。

看取りへのケア

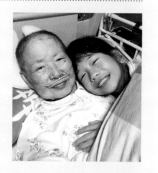

機能強化型Ⅰのステーションのため、看取りが多いのが特徴。がんや慢性疾患を持つ方に在宅療養や看取りのケア（症状の緩和や病状の悪化を防ぐ）を行い、その人が望む場所で暮らし続けられるよう、「命を救って、暮らしを支える」を理念にスタッフ一同で支えています。

リハビリテーション

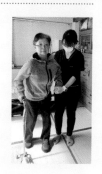

乳幼児から高齢者まで、理学療法士が看護師と協働しながら、在宅での日常生活・療養生活を送るために必要なリハビリテーション（以下、リハビリ）を提供しています。難病などさまざまな病気に対応しながら、呼吸リハビリや、生活に関連した動き（起き上がり、歩行など）の練習、介護しやすくなるような方法の提供などを行っています。

ご家族への介護支援・相談

利用者は、1歳から100歳代まで幅広い年齢層です。家族の負担を軽減するため、本人はもちろん、家族の方への健康管理にも気を配っています。介助方法の助言や指導、病気や介護不安などの相談も行っています。

施設一番のおすすめポイント!

明るく、元気いっぱいの 29 人のスタッフ

総勢29人(保健師2人、看護師19人、理学療法士6人、事務2人)のスタッフが在籍。毎月約250人の利用者訪問を行い、自宅のほかにグループホームやケアハウス、特別養護老人ホームなどで暮らしている方の施設にも伺っています。看護師の人数が多いため、急な休みでも対応可能で、同行訪問ができることもメリットです。

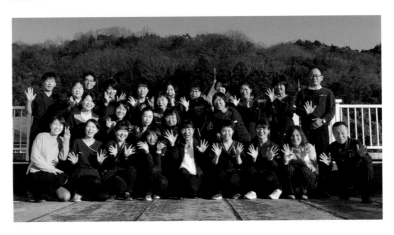

<table>
<tr><td>

column──コラム

利用者は、末期がんや神経難病、脳血管疾患、呼吸器疾患、心不全、糖尿病などさまざまな疾患を持たれています。栄養や在宅酸素療法、吸引、人工呼吸器、点滴注射など医師の指示による医療処置や、リハビリ、ターミナルケアなどニーズに応じて対応しています。

</td><td>

めざす在宅サービスの将来像

「看護を行う私たちは、人間とは何か、人はいかに生きるかをいつも問いただし、研さんを積んでいく必要がある」というナイチンゲールの言葉をモットーに、利用者に寄り添ったサービスを行っていきます。

</td></tr>
</table>

訪問看護編

広島市安佐南区

そのほかの特徴

● 福祉用具や住宅改修のアドバイス

退院して自宅に帰ったとき、利用者や家族が負担なく快適に過ごせるよう、福祉用具や、症状が悪化した場合にどういったものが必要かなど、住宅改修を含めたアドバイスを行っています。

● 小児への訪問看護

医療ケアが必要な小児への訪問看護も行っています。人工呼吸器の管理、在宅酸素、経管栄養などの医療的ケアはもちろん、子どもの成長に応じて、家族の精神面に配慮した育児支援や発達支援、リハビリを行っています。

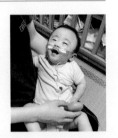

● 認知症＆精神疾患ケア

認知症に対する家族への対応の仕方、健康管理といったアドバイスを行っています。うつ病、統合失調症、パニック障害などの精神疾患の方には、生活習慣に合わせて最適なご提案をしています。

● 関連施設と密接な連携

家族から介護に関するさまざまな要望が出たときに、ショートステイ、ケアハウス、ケアホーム、デイサービス、ヘルパーといった多彩なグループ施設があるので、緊密に連携できるのが強みです。

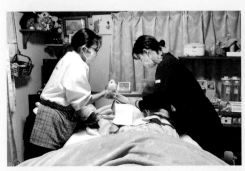
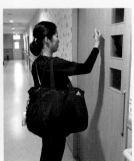

IGLグループの紹介

● 幼児教育から福祉、医療まで

IGLは広島市安佐南区に本拠地を置き、認定こども園、専門学校、高齢福祉、医療、在宅介護など約60の事業所を展開する総合グループです。福祉では地域支援相談窓口、在宅支援、入所支援、居住支援などを設置し、一人ひとりにあった暮らしを支えています。在宅支援でも、デイケア、デイサービス、訪問介護、定期巡回・随時対応型訪問介護看護など多彩に揃えています。

高齢者福祉／施設福祉
在宅福祉・地域支援事業

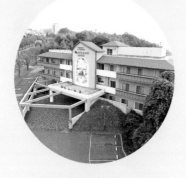

乳幼児保育・教育
サムエルこどもの園

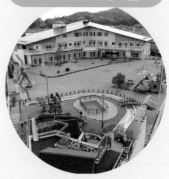

クリニック・クアリウム
鍼灸院・接骨院

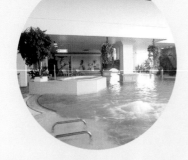

IGL 医療福祉専門学校

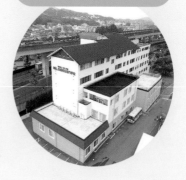

● 一人ひとりのニーズに合わせた老人福祉施設

移住施設として、ケアハウスとサービス付き高齢者向け住宅、特別養護老人ホーム、グループホームを用意。ケアハウス「ふれ愛」は、行政の補助金により利用者の負担が少ない老人施設で、60歳以上または、どちらかが60歳以上の夫婦が利用できます。ヨーロッパのリゾートホテルのような居住空間で、自宅で暮らしているかのような生活設計が可能です。リハビリに重点を置き、医学的な管理のもとで在宅復帰をめざす介護老人保健施設「ベルローゼ」が併設されているため、緊急時の対応や、将来介護が必要となったときも安心です。

■ 隣接した施設

・健康増進施設クアリウムシャレー　　・クリニックアルペンローゼ(内科)

・IGL鍼灸マッサージ治療院　　　　　・介護老人保健施設ベルローゼ

・軽費老人ホーム　ケアハウスふれ愛

・介護老人福祉施設IGLナーシングホームシャレー

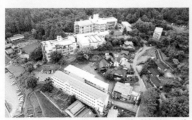
ゆうゆう群（特養など）

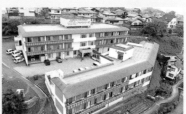
ケアホームアルペンローゼ

施設データ

住　　　　所	広島市安佐南区上安 6-31-1
電 話 番 号	082-830-3375
ホ ー ム ペ ー ジ	あり
利 用 時 間	（月〜金）8：30 〜 17：30 （土）　　 8：30 〜 12：30
サービス提供エリア	広島市安佐南区・安佐北区 ※エリアは要相談

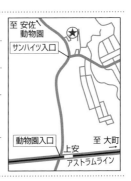

❤️ えがお

薬局との連携（市内8か所の薬局展開）、24時間緊急時対応（要契約）

訪問看護ステーションえがお

（株式会社ユーワ）

サービスの特色

● 精神科、発達障害にも対応するベテラン看護師

● 看護師によるリハビリと医者への提言

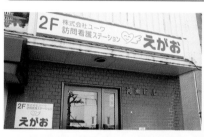
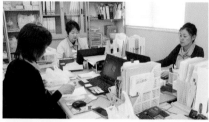

管理者の思い

胤森 知子
（たねもり ともこ）

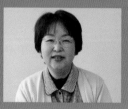

患者さん本人の「どうしたいか」という気持ちを優先しています。その上で、介護するご家族の思いとすり合わせながら、ストレス状態も見て配慮しています。「住み慣れたところで看取って欲しい」というご希望があれば、対応させていただいております。

施設一番のおすすめポイント！

薬の副作用の確認、点滴・注射の扱いがスムーズ

薬局から展開した訪問看護・介護サービスであるため、市内8か所のグループ薬局との薬の連携体制が整っています（薬剤師による在宅での薬剤管理も可能）。また、訪問看護で使用した点滴や注射の廃棄は、安全でスムーズな廃棄処理が確立しています。

訪問看護サービスの特徴

精神科疾患、医療麻薬にも対応

医師や関係機関と連携を取り、在宅ケアサービスの使い方を提案して、在宅療養の計画を立てて進めています。3人の看護師（常勤）が毎日、患者さんの状態や処置、気付きなどを話し合い共有しています。現在、担当は約20人で、そのうち8人は精神科の訪問看護。発達障害の看護も心得ており、認知症心理カウンセラーも在籍しています。慢性、がん性疼痛（とうつう）に使用する医療用麻薬などにも対応しています。

看護師によるリハビリ、医者への提案

看護処置だけでなく、在宅リハビリも行います。内容は、体位交換や生活の自立支援、福祉用具の利用相談、日常生活動作訓練（食事、移動、排せつ、入浴、歩行）など。ほかにも、疾患と既往に基づいた全身状態の管理、認知症の看護、心のサポート、利用者家族へのサポートなども行っています。医師に対して、患者さんにしてあげて欲しいことなどの提案もしています。

めざす在宅サービスの将来像

訪問看護師になった頃、じっくりと患者と付き合えることに生きがいを感じたという胤森管理者。用事の手伝いや、自分の車に乗せて病院に行ったこともあるといいます。現在は制度上難しいですが、利用者のより良い療養生活を守るサービス提供をめざします。

施設データ

住　　　　所	広島市中区白島北町 3-1-2F（西側号室）
電　話　番　号	082-512-3254
利　用　時　間	9：00～18：00
定　休　日	土・日・祝・盆・正月
サービス提供エリア	広島市中区、東区、西区、南区、安佐南区、安佐北区（一部）※その他エリアは要相談
併設サービス	訪問薬剤　｜　ホームページ　あり

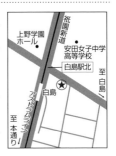

心の病気や障がいを抱えた方々を地域でサポート

株式会社
アールプラス

訪問看護ステーションポプリ

サービスの特色

- ●精神科に10年以上勤務したベテラン看護師が在籍

- ●さまざまな状態に多彩な支援で的確に対応

- ●患者各々の生活に合わせた包括的な訪問リハビリ

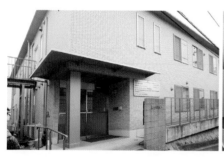 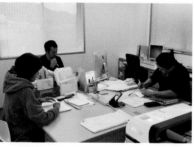

管理者の思い

こうち　なおと
河内 直人

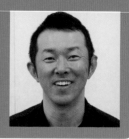

精神科病院に長く勤務して精神科看護を行ってきましたが、そこには退院できる状態でも生活環境が整わず、入院を続けざるを得ない方たちが多くおられました。海外では脱施設化が進んでおり、私たちは「精神障がい者の暮らしを、海外の環境に少しでも近づけたい」という強い思いがあります。

78

訪問看護サービスの特徴

生活技能訓練療法（SST）

認知行動療法の一つで、その人に合った生活に必要なスキルやコツを、ともに探して身に付けていきます。対人関係の発展や改善に効果があり、「生活が楽になった」という声が多数。「なりたい自分に近づくこと」が目標です。

心理教育

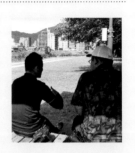

経験豊富な看護師が、病気や薬のことなどを分かりやすく伝えます。病気や障害の影響での困り事や悩み事への対応をともに考え、具体策を導き出し、利用者の活力を引き出します。そして、安心して療養生活が送れるようサポートします。

認知症ケア

認知症になると、体調不良や気持ちをうまく表現できないことがあります。ポプリの看護師は、利用者の言動や表情などから、声なき声をくみ取れるよう研さんを重ねています。そして、ご家族と連携して支援をします。

リハビリテーション

脳血管障害の後遺症や運動器疾患などを抱えた方へ、訪問リハビリを提供しています。セラピスト（理学療法士・作業療法士）が在宅へ訪問し、それぞれの障害に対する身体的なリハビリはもちろん、ADL（日常生活活動）やQOL（生活の質）の向上を目的に、必要に応じて心理的ケア・家族教育などを含めた包括的なリハビリを行います。

精神科訪問看護でも、加齢などによる身体機能低下（歩行困難など）が問題となった場合は、看護師とセラピストが連携して、一人ひとりに適した運動プログラムを作成して実践し、心と体の包括的な支援を行います。

施設一番のおすすめポイント！

精神科に特化した訪問看護

精神科疾患に対応した特化型訪問看護サービスが提供できます。精神科に長く携わった看護師が担当します。24時間体制で利用者やそのご家族の気持ちを受け止め、尊重し、身体・精神的苦痛や不安の軽減を図ります。

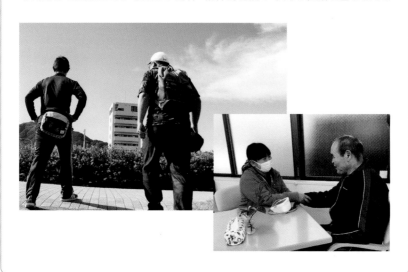

column ── コラム

医療従事者にも、まだ十分な理解が得られていない精神科訪問看護ですが、最近では、看護師であれば3日間の研修を受けることで、精神科訪問看護を行えるようになっており、精神科訪問看護を実施しているステーションも徐々に増えつつあります。ポプリでは、精神科病院での長年の経験を基に、精神科訪問看護を実践してきた管理者と精神科での経験豊富な看護師がそろい、知識や技術に基づいたケアで安心感を提供しています。

めざす在宅サービスの将来像

精神科疾患の患者さんは、病状が安定して自宅で生活できる状態であっても、その地域の受け入れが欠かせません。ご家族や地域住民の理解の促進や、病院・相談支援事業所などとの連携で包括的に充実したケアを行い、地域で安心して暮らせる社会をめざします。

訪問看護編

広島市東区

そのほかの特徴

● 病状・全身状態の観察

身体疾患を併発されている利用者に対しても、バイタルチェックや身体症状を注意深く観察し、医師の指示のもと的確な処置を行います。

● 家族心理教育インストラクター

利用者のご家族が抱えている不安や悩み、疑問などに対して、家族サポートについての専門知識を持ったインストラクターが、家族の立場になって解決方法を支援します。

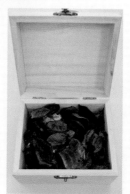

利用者へプレゼント

リハビリ特化型デイサービス（活リハ トパーズ戸坂／安芸府中）

同一法人内で、リハビリ特化型デイサービスも提供しています。超高齢社会を明るく迎えるために、フレイル（心身の衰え）や認知症予防に力を入れて取り組んでいます。脳血管障害の後遺症や運動器疾患などのリハビリにも幅広く対応し、住み慣れた地域で、その人らしく暮らしていけるサポートを行っています。

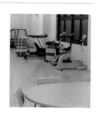

施設データ

住　　　　　所	広島市東区戸坂大上 4-15-26-205
電　話　番　号	082-229-0207
ホームページ	あり
利　用　時　間	8：30 ～ 17：30
定　休　日	日曜、祝日、年末年始
サービス提供エリア	広島市内全域・安芸郡府中町
送　　　　　迎	活リハ トパーズはあり
併設サービス	リハビリ特化型デイサービス

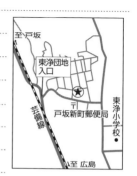

広島市西区

看護とリハビリの両面からのケアとワンチームでの見守り
訪問看護リハステーション さくら

サービスの特色

- 看護とリハビリで手厚いサポート
- 患者や家族と相談して望むケアを進める

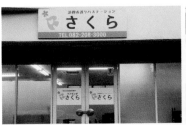
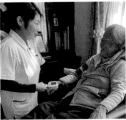
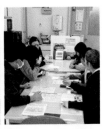

代表理事の思い

吉田　勉
（よしだ　つとむ）

「何よりもご利用者さまのために」をモットーに、日々スタッフ一同が精進しております。丁寧で適切なケアと相談しやすい雰囲気作りを心がけておりますので、不安なことなどがあればお気軽にお問い合わせください。

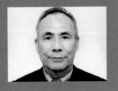

施設一番のおすすめポイント！

スペシャリストによる良質なケア

多職種連携の統括を行う在宅ケアチーム統括マネージャーのほか、良質な訪問リハビリの提供とケアチームの一員の認定訪問療法士、心臓リハビリテーション指導士、呼吸療法認定士などスペシャリストが在籍しています。

訪問看護サービスの特徴

看護とリハビリで手厚くサポート

難病患者の医療ケアが多い同ステーション。訪問看護と訪問リハビリを行い、看護師とリハビリスタッフが利用者の状態を、毎日ミーティングで共有して対応にあたっています。看護はバイタル（血圧、脈拍、体温などの測定）のほか、気管カニューレ交換、肺の疾患（慢性肺疾患、肺高血圧症疾患）、胃ろう交換、肺炎のための口腔ケアなどさまざま。リハビリは、専門職が身体機能の評価や運動指導、環境調整などを行っています。

患者と介護する家族が望むケア

訪問看護・リハビリは、ケアマネジャーや医師と連携し、病気のケアだけではなく、患者自身を診て、その家族を見ることを心がけています。介護する家族と常に相談して、意向に沿うケアを行っています。スタッフは、「時間を取って患者とその家族と話し、一人ひとりと向き合えるのが魅力」と話します。

めざす在宅サービスの将来像

在宅療養は医師と訪問看護師だけでなく、多職種連携が欠かせません。患者とその家族が住み慣れた地域で快適に暮らすためのサポートを、みんなで協力して行います。利用者と医療・介護で支える人、すべての人との繋がりを大切にチームケアで見守ります。

施設データ

住　　　　　所	広島市西区井口2-19-42-101 号
電　話　番　号	082-208-3000
利　用　時　間	8：30 ～ 17：30
定　　休　　日	土・日曜、祝日　ホームページ　あり
サービス提供エリア	広島市中区、西区、南区、佐伯区（湯来町除く）、安佐南区、廿日市市（吉和・宮島町除く）※その他エリアは要相談
併 設 サ ー ビ ス	訪問リハビリテーション、居宅介護支援

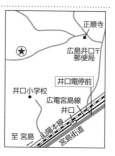

広島市佐伯区

主人公は利用者、ニーズに合わせて変化する訪問看護

訪問看護ステーション それいゆ

五日市事業所

サービスの特色

- **24時間365日対応の体制が整う**

- **利用者ニーズに合わせた柔軟な対応**

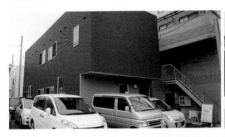

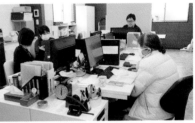

代表取締役の思い

いわさきしゅんすけ
岩﨑 俊輔

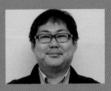

ステーションの開設当初より、「24時間365日、どんな医療依存度が高い方でも安心した療養生活を送ることができる」をモットーに、広島市内全域を走り続けています。

 施設一番のおすすめポイント!

地域保健を守る専門家の解決力

「社会を看護する仕事」といわれる保健師資格を持つ岩﨑代表取締役。健康への課題を探り、解決策を計画・提案、実行して地域社会全体を見守ります。利用者の思いにいち早く気づき、改善する方法を考えてくれると評判です。

訪問看護サービスの特徴

緊急時にこそ寄り添う気持ちを大切に

ご家族は常に利用者側で介護をしており、不安定な病状に不安を感じ、精神的・肉体的に疲弊しています。そんなご家族と向き合い、いつでも安心を届けられるよう365日体制を続けています。在宅医療の本質である「ありのままの生活を支える医療」を常に追求し、自宅でたくさんの家族と一緒に療養し、穏やかに最期のときを迎えることができるよう、チーム一丸となって支援していきます。

施設連携・退院支援にも尽力

広島市内の地域医療連携室と緊密に連携を取りながら、かかりつけ医と情報共有を行い、グループホームやサービス付き高齢者向け住宅への入居支援も行っています。在宅医療の取り巻く環境は大きく変わってきており、現在は、多種多様な施設での受け入れを行っています。そうした施設でも安心して療養生活が送れるように、助言や看護ケアを提供しています。

めざす在宅サービスの将来像

地域全体を総合病院と見立てて、利用者を中心に各医療機関や介護サービスが連携することにより、より多角的で質の高い在宅医療をお届けできるのではないかと考えています。

施設データ

住　　　　　所	広島市佐伯区海老園1-2-10
電　話　番　号	082-208-4165
ホームページ	あり
利　用　時　間	8：30 〜 17：30 ※時間外は緊急時体制で対応
定　休　日	なし　　送　　迎　　なし
サービス提供エリア	広島市中区、西区、南区、佐伯区（湯来町除く）、安佐南区、廿日市市（吉和・宮島町除く）※その他エリアは要相談

訪問看護 ※医療保険・介護保険で、料金や時間などが異なる。

主治医の指示のもと、看護師が利用者の自宅を訪問して、症状に応じた看護（健康状態の悪化防止、回復のお手伝い）を行います。

訪問リハビリ ※医療保険・介護保険で、料金や時間などが異なる。

主治医の指示のもと、病院や事業所などから理学療法士・作業療法士・言語聴覚士などの専門職が利用者の自宅を訪問し、「心身の機能の維持・回復」「日常生活の自立」を支援するためリハビリテーション（以下、リハビリ）を行います。

訪問介護（ヘルパー） ※介護保険

訪問介護員(ホームヘルパー)などが利用者の自宅を訪問して、「身体介護」（入浴、排せつ、食事などの介助）や「生活援助」（調理、洗濯、掃除などの家事）などのサービスを行います。

デイサービス（通所介護） ※介護保険

日帰りで施設（事業所）へ通う利用者に、①日常生活上の介護（入浴や食事、楽しみや社会的交流など）、②機能訓練の実施、③家族の介護負担軽減などのサービスを行います。

デイケア（通所リハビリ） ※介護保険

日帰りで施設（事業所）へ通う利用者に、理学療法士や作業療法士などの専門職がリハビリを実施し、上記①〜③だけでなく、④身体機能の維持、⑤生活機能の向上などのサービスを行います。

ショートステイ（短期入所生活介護） ※介護保険

家族の介護負担軽減や、冠婚葬祭や体調不良などで家族が一時的に介護ができない場合に、利用者に対して短期間の入所（2泊3日など）でサービスを行います。

介護老人保健施設 ※介護保険

一般的に「老健」と呼ばれており、主に、在宅復帰（自宅などに戻る）をめざす利用者にリハビリを中心としたサービスを行います。

パート3

介護サービス編

通所リハビリ
デイサービス
訪問介護（ヘルパー）
など

解説

「ケアマネジャーって、どんな人？」

──介護サービスにおける役割と広島県の最新動向

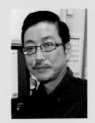

広島県介護支援専門員協会　会長
落久保外科循環器内科クリニック　院長

落久保 裕之

おちくぼ・ひろゆき。1962年広島市生まれ。1989年久留米大学医学部卒。広島大学病院、安芸太田病院、広島記念病院、県立広島病院、広島市消防局（救命救急士養成専任教授）、梶川病院を経て、2008年より現職。医学博士。介護支援専門員。広島市医師会常任理事、広島市西区医師会副会長、広島県介護支援専門員協会会長、広島市域居宅介護支援事業者協議会会長、広島市社会福祉審議会委員などを務める。

ケアマネジャー（以下、ケアマネ）は、要支援や要介護状態になったとき、介護サービスを利用するためになくてはならない存在である。ここでは、ケアマネの役割や県内での最新動向などについて、自身が医師でありケアマネでもある広島県介護支援専門員協会の落久保裕之会長に話を伺った。

●「ケアマネジャー」とはどんな人たち？

　介護保険制度がスタート（2000年）するまでは、行政の措置で提供されていた介護サービスが、現在では利用者が主体的に選べ、高齢者の自立支援をサポートする制度になりました。ケアマネジャー（以下、ケアマネ）は、その制

度を実現するために設けられた介護保険法上の専門職（介護支援専門員）をいいます。

ケアマネは、「ケアマネジメントをする専門家」です。利用者が適切な介護サービスを利用するために介護サービス計画書（ケアプラン）を作成し、市区町村やサービス提供事業者との連絡や調整を行い、利用者の介護サービス全体をマネジメント（調整）します。

仕事内容は、利用者や家族との面談の中で十分に話し合いを行い、利用者のそのときの身体的能力や、困りごとなどの課題を調べて把握（アセスメント＝課題分析）し、ケアプランを作成します。そのプランに基づいて、訪問看護師やデイサービス、ヘルパーなど、関わるすべての専門職と本人、家族が集まって話し合うサービス担当者会議を開きます。サービスが実施されると、ケアマネジメントプロセス（スムーズに行われているかをモニタリング〈調査、把握〉してサービスを見直す）を行い、それを繰り返していきます。

● 利用者の「自立」をめざしたサービスを実現するために

介護保険制度がスタートした当初は、さまざまな業態の参入が進められ、供給が多くなると需要を生み、介護保険料が割高になっていきました。介護保険料の平均値は、スタートした20年前には約2000円程度でしたが、現在では3倍の約6000円に上がっています。しかし、介護保険を使っている人は全体の約2割というのが現状です。

そこで、サービスが適切に使われるように制度を見直した結果、「介護予防」「住民主体のサービス」という考え方が出てきました。総合事業（介護予防・日常生活支援総合事業）と呼ばれるもので、市町村が中心となって多様なサービスを充実させることで、地域で支え合う体制づくりを推進し、以前のように地域に戻っていただくという考え方です。地域共生社会に向かおうとしている流れの中で、常に関わってきたのがケアマネなのです。

　ケアマネは、介護保険サービスを利用する際にはなくてはならない存在であり、ケアプラン作成はケアマネの要の仕事です。プランによっては、利用者を自立へと促すことができたり、逆に、サービスに依存してしまい自立できなくなる人も出てきます。

　ケアマネの仕事で重要なのは、「利用者が元気になって、自分でやってもらえるように考えること」です。必要なときに必要なサービスを利用しながら、ずっとそのままではなく、自分のことはできるだけ自分でやることが人間の尊厳の本質ではないかと考えます。当協会でも、利用者の立場に立って、より良いサービスの展開方法を考えていくことに力を入れています。

　現在は、広島市のようにインフラ（受け皿）が多い地域と、一方で、中山間地域や島しょ部のように、介護人材の不足で介護サービスを使いたくても使えないなど、地域で差が出ています。なお、介護に関わる人材の不足という点では、ケアマネにも当てはまる問題です。

介護保険制度の基本理念

高齢者の自立支援　　　利用者主体のサービス利用

●複合的な生活の課題を持つ人に、
　医療・保険・福祉のケアパッケージ
　（サービスの効果的な組合せ）として提供

ケアマネジメント専門職
介護支援専門員

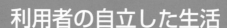

利用者の自立した生活

● ケアマネジャーは常に学びが必要

　ケアマネになるためには、介護・医療・福祉分野の何らかの基礎資格を持ち、実務経験が５年以上あり、県単位で実施されるケアマネジャー試験（介護支援専門員実務研修受講試験）に合格することが必要です。当初は、看護師資格の人が多かったのですが、現在は、介護福祉士や社会福祉士資格を持った人が増えています。試験に合格すると、実務研修を87時間受けてようやくケアマネジャーの資格が与えられ、その後も常に研修を受け続ける必要があります。

　ケアマネとしての経験が５年以上あれば、さらに上位資格である主任ケアマネジャー（主任介護支援専門員）の研修（70時間）を受けることができます。主任ケアマネジャーの資格にも更新研修があり、他のケアマネを指導する役割だけでなく、地域のサービスの向上（地域づくりの視点）、さらに、地域住民の意識づくりの視点なども考えるのが主任ケアマネジャーです。地域の視点に立って、よりケアマネジメントがしっかりできる立場になります。

　2014年から、「介護支援専門員（ケアマネジャー）は学びを継続」するよう法律上の義務づけがされていますが、ケアマネが所属する居宅介護支援事業所（ケアプランの作成と、介護サービス事業者との連絡・調整を行う事業者）には、このことをぜひ周知・理解してもらいたいと思います。

● 「一人ケアマネ」問題とは

　現在、問題になっているのが、一つの事業所にケアマネが一人のみという、「一人ケアマネ」です。ケアマネの法定で定められている研修時間は最低限の研修であり、一人では忙しく、多くの研修に出ることが難しくなります。もちろん十分な経験を持ち、一人でしっかり対応されているケアマネもいらっしゃいますが、多様な課題に対応するためには、一つの事業所にケアマネが少なくとも３人はいることが望ましいといわれています。しかし、現実は一

人で対応されている事業所も少なくありません。

　2006年から、主任介護支援専門員が管理者をしている事業所には特定事業所加算が付くようになりました。特定事業所にはⅠ、Ⅱ、Ⅲがあり、それぞれに主任の配置や複数のケアマネ、定期的・計画的な研修の実施、24時間の連絡体制などの要件が決められています。そうした事業所が増え、一人ケアマネ事業所を地域の仲間として支援していくようになれば、地域全体でレベルアップにつながります。

　当協会では、主任介護支援専門員研修などの法定研修を委託されて実施しています。そのほかにも協会独自の研修を行っており、生涯学習体系として、常にケアマネの皆さんの学びを支援しています。

● ケアマネジメント（サービス提供）の標準化が進む

　もう一つの問題は、「サービスのバラつきの問題」ですが、そのバラつきを改善するために、５年前からケアマネジメントの標準化に取り組んでいます。

　介護保険制度がめざす理念は「自立支援」ですが、制度の根幹には「利用者本人が決める」という前提があります。利用者の尊厳を守り、利用者本人が人生の具体的な目標を決めていくためには、どんなサービスで効率的に支援していけるか——。私たちが考えているのは、「すべての要介護者がサービスの利用に対する権利を等しく有する」ことで、サービスが各々でバラつい

ケアマネジメントの目的（介護保険制度）

↓

介護保険制度がめざす「自立支援」の理念を実現する

●さまざまなニーズに応じた 各種サービスについて、総合的・一体的・効率的
　な選択を支援する
●利用者の本位の決定となるよう、利用者の尊厳を守る
●すべての要介護者が、サービス利用の権利を等しく有することを 担保する

ては問題です。そのために標準化に取り組み、経験値を分け合って、初心者でも先輩が積み上げてきた実践能力を身に付けられるようなシステムが構築され始めています。

また、最近見直されているのが、「近隣の人がゴミ出しを手伝う」などといった、介護保険に依らないインフォーマルケア（制度外のケア）ですが、そういうことも進めながら、全体の費用対効果も考えていかなければなりません。ケアマネジャーは、必要な社会資源の組み合わせを一生懸命考え抜き、自分の知見を提案して、皆で助け合ってチームで取り組んでいくことが大切です。

● ケアマネジャーは災害時対応でも能力を発揮

県内でケアマネジャーの資格を持っている人は約２万人で、そのうち、ケアマネジャーとして働いている人は約１万人います。その中で当協会員は約２千人強ですが、当協会は生涯研修体系システムを構築しており、協会員は研修機会も多く、より自分を磨きたいと考えている人たちの集団です。ケアマネジャーを選ぶ際の参考として、協会員がいる事業所は研修の意識が高いと思います。主任介護支援専門員がいる、あるいは協会員がいる事業所を選ぶことは、良いサービスを受けるための一つの判断基準になると思います。

また、特別な形としては、県独自の制度としてケアマネマイスター認定制度があり、日本ケアマネジメント学会でも認定ケアマネジャーの制度があります。このように、さまざまな形で努力をしている人たちがいることを付け加えておきます。

これから地域共生社会を作っていく上で、ケアマネジャーの持っているケアマネジメント機能が役立つ場面は数多いと思います。困りごとや課題を抽出するケアマネジャーの能力は、とりわけ災害時に役立つ能力です。私たちケアマネジャーは、災害時に対応できる専門職種として、普段は高齢者の生活を支えていきたいと思います。

広島市佐伯区

豊富なリハビリサポートで地域の在宅介護を支援

医療法人社団
朋和会

西広島リハビリテーション病院 介護事業部門

サービスの特色

- ●病院フィットネスジムで行う通所リハビリ

- ●質の高いスタッフのマンツーマン訪問リハビリ

- ●家族のケアに配慮したデイケア、ショートステイ

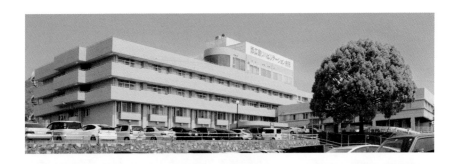

理事長・病院長の思い ——— 岡本 隆嗣
おかもと たかつぐ

基本理念は「信じ合い、明日を拓く」。患者
さんを中心に、全スタッフが信頼関係を築い
て治療に取り組み、現状に満足せずに未来に
向けて挑戦していきます。長く生き生きと過
ごせるよう、より良い暮らしづくりを応援し
ます。

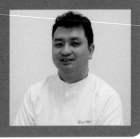

介護事業部門の特徴

中国地方で初めて、リハビリテーション（以下、リハビリ）を専門に行う病院として1986年に開院。病院内フィットネスジムで行う「通所リハビリ」や、病棟で十分な研さんを積んだスタッフによる「訪問リハビリ」、病院内・介護老人保健施設での各種サービスを提供しています。

西リハ短時間通所リハビリテーション

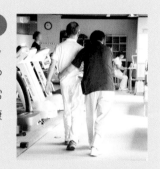

通所リハビリを、病院内のメディカルフィットネスジムで行います（1～2時間）。医療やリハビリの深い知識を持つ専門スタッフが常勤して安心。定期的な検査・測定を行い健康管理ができます。

西リハ訪問リハビリステーション

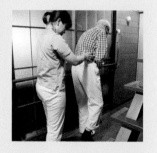

訪問リハビリでは、病棟で十分な研さんを積んだ理学療法士、作業療法士、言語聴覚士などの専門のリハビリスタッフによるマンツーマンの指導を、自宅で受けられます。

介護老人保健施設「花の丘」

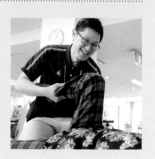

病院と同一建物内に介護老人保健施設があり、通所リハビリ（1日約6時間半）を行っています。他にも、入所、ショートステイ（短期入所療養介護）、言葉のデイケアなどがあります。

西リハ短時間通所リハビリテーションのサービス

● メディカルフィットネスジムを利用

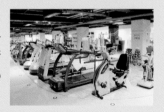

リハビリ専門病院のメディカルフィットネスジムで、通所リハビリ（1〜2時間）を行います。医療やリハビリの深い知識を持つ専門スタッフが常勤していて、安心です。

● 個人ごとの担当者会議

初回訪問時に、利用者・家族・ケアマネジャーが、医師やリハビリスタッフと担当者会議を開いて情報を共有します。会議を基に、その人に合ったメニューを組み立てます。

● 担当制と医師の診察

スタッフは担当制のため、状況把握がスムーズ。利用者の意見を聞いて、生活場面や日常の悩みに合わせたリハビリを行います。3か月に1回は医師の診察があり、メニューの継続や変更を担当者会議で検討します。

● 同伴家族も一緒に運動

短時間通所リハビリは送迎がないため、移動やトイレが家族の介助か本人で行える人のみ利用できます。同伴する家族はフィットネスジムの利用ができ、一緒に汗を流してストレス解消ができます。

施設一番のおすすめポイント！

みんなで行うミュートレ

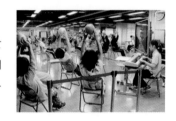

ストレッチ体操に音楽療法をかけ合わせた運動を行っています。スタッフと利用者みんなで楽しく行うミュージック＆トレーニング「ミュートレ」が人気です。

西リハ訪問リハビリステーションのサービス

● 日常生活動作、家事動作の練習

理学療法士や作業療法士が、生活する上で欠か
せない食事やトイレ、入浴、歩行、転倒防止な
どの生活動作や、調理、洗濯、掃除などの家事
動作を安全に行えるように機能訓練を行いま
す。福祉用具・装具の選定も行っています。

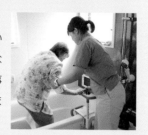

● 外出練習、自主トレーニング指導

理学療法士や作業療法士が、買物や旅行、散歩などで気分転換にもなる外
出を安全に行えるように訓練します。普段、一人で行えるトレーニングの
指導もしています。

● コミュニケーション訓練

言語聴覚士が失語症の回復に向けた機能訓練や、日常生活上の人とのコミュ
ニケーションで困っていることを聞いて、利用者とその家族を指導します。

● 嚥下訓練

言語聴覚士がケアなどを行います。嚥下障害のある利用者の昼食時間に合
わせて訪問して、一口の量や食べる速さ、食形態の指導などを行っています。

施設一番のおすすめポイント！

質の高いスタッフが常駐

リハビリ専門病院を背景に持つため、質の
高いスタッフが常勤しています。病棟で十
分な研さんを積んだ理学療法士、作業療
法士、言語聴覚士などの専門スタッフに
よるマンツーマンの指導が受けられます。

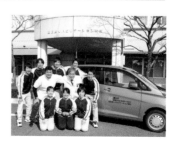

介護老人保健施設「花の丘」のサービス

● 通所リハビリテーション

病院内グループ施設の介護老人保健施設「花の丘」では、通所リハビリ（1日約6時間半）の利用ができます。健康チェックや日常生活介護、リハビリ、レクリエーションなどを行っています。

● ショートステイ（短期入所療養介護）

利用者家族の急用や旅行、介護疲れなどの理由で、一時的に介護ができない場合は、ショートステイで入所と同じサービスが受けられます。

● 言葉のデイケア

失語症や発音ができない構音障害など、コミュニケーションに障害がある人を対象に、安心して過ごせる場を提供します。個別リハビリ、グループリハビリなどがあります。

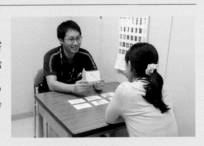

● 施設入所

入所では医師や専門スタッフの指導のもと、食事や入浴などの生活援助、健康管理、リハビリ、レクリエーションなどのサービスを提供しています。

☞ 施設一番のおすすめポイント！

個別機能訓練が充実

疾患は同じでも、人によって難しい動作や機能障害は異なります。経験を積んだリハビリ専門職（理学療法士・作業療法士・言語聴覚士）が個別に評価を行い、効果的なリハビリを提供しています。

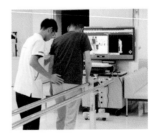

そのほかの介護関連施設・窓口

● 居宅介護センター「とも」病院1階

5人のケアマネジャーが在籍
し、介護サービスの紹介や調整、
介護保険に関わる相談に応じて
います。ケアプラン作成は医師
と相談して行っています。
（TEL：0120-089217、
082-921-8611）

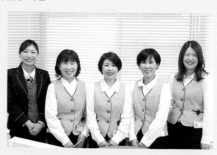

● メイプルクラブ

言語障害のある患者・
家族の交流の場です
（2か月に1回）。入院
中の方も、退院されて
自宅療養されている方
も、参加できます。

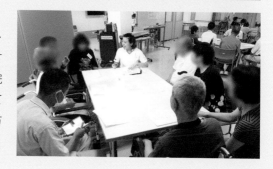

column ── コラム

本田技術研究所が開発したリハビリ訓
練用歩行補助ロボット「Honda歩行ア
シスト」の共同研究を行いました。腰
や部分に装着して足の動きを助けるロ
ボットで、歩行練習に取り入れていま
す。また、人の動きをデータ化して医
療に生かす新たなシステムの共同開発
などを、地元のIT企業と行いました。

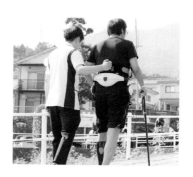

そのほかの特徴

● 退院前カンファレンス

退院して自宅に戻る患者・家族、ケアマネジャー、各種介護サービス事業所のスタッフ、医師、リハビリスタッフが集まり、情報・意見交換を行います。利用する医療・介護サービスの検討をします。

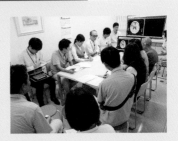

● 短期入院プログラム

「NEURO15」は、東京慈恵会医科大学で開発された磁気刺激治療（TMS治療）と集中的作業療法を組み合わせた治療法です。リハビリ訓練だけでは改善が難しい場合の上肢麻痺の改善を目的に、2週間の入院プログラムを行います（※主に、発症後1年以上の生活期の方が対象）。

● 退院患者統計一覧

同院では、毎年退院した患者の治療実績をデータ化して、退院患者統計一覧で公表しています。紹介元病院との信頼関係だけでなく、リハビリのさらなる向上に努めています。自宅への退院、改善度などで高い実績を持ちます。

● 日本医療機能評価機構認定

安心・安全な医療が受けられる目安となる日本医療機能評価機構の認定を、病院本体と付加機能（リハビリテーション・回復期）で受けています。両方の認定は全国でも少数です。

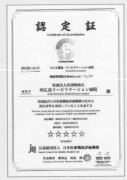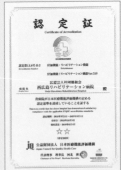

● 地域における西リハの機能と役割

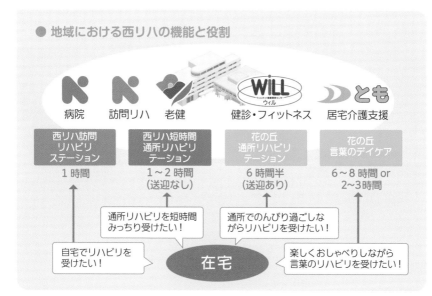

| 病院 | 訪問リハ | 老健 | 健診・フィットネス | 居宅介護支援 |

西リハ訪問リハビリステーション	西リハ短時間通所リハビリテーション	花の丘通所リハビリテーション	花の丘言葉のデイケア
1時間	1〜2時間（送迎なし）	6時間半（送迎あり）	6〜8時間 or 2〜3時間

通所リハビリを短時間みっちり受けたい！

通所でのんびり過ごしながらリハビリを受けたい！

自宅でリハビリを受けたい！

在宅

楽しくおしゃべりしながら言葉のリハビリを受けたい！

めざす在宅サービスの将来像

今後は、入院日数の制限などから在宅で過ごす人が増えると考えられます。退院後の暮らしへと自然に繋がるサービスや、自宅でも安心して過ごせる医療・介護サービスの充実をめざします。

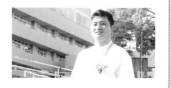

施設データ

住　　　　　所	広島市佐伯区三宅6-265	
電　話　番　号	082-921-3230	
ホ ー ム ペ ー ジ	あり	
受　付　時　間	9:00 〜 18:00（サービスによって異なる）	
定　休　日	日曜・年末年初 ほか（サービスによって異なる）	
サービス提供エリア	広島市内全域、廿日市市 ※その他エリアは要相談	
送　　　　　迎	なし（花の丘のみあり）	
併 設 サ ー ビ ス	訪問リハビリテーション、通所リハビリテーション、介護老人保健施設（ショートステイ含む）、居宅介護支援事業所、人間ドック・フィットネス	

（地図：山陽新幹線、観音台、水災橋、佐伯警察署、観音台2丁目、倉重川比、五日市、観音中学校、波出石、西広島バイパス、至 宮島）

長く在宅で生活できるように支援

マッターホルンリハビリテーション病院 介護事業部門

サービスの特色

● 健康寿命を延ばすための通所・訪問リハビリ

● 理学・作業・言語療法士による本格的なリハビリ

● 充実したスタッフ・リハビリマシーン

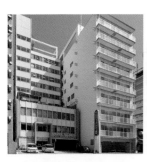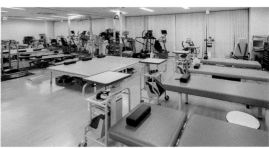

理事長・院長の思い

しらかわ　たいざん
白川　泰山

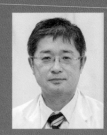

呉地域のリハビリテーションの基幹病院として、地域社会の要請に応える医療を提供しています。特に介護部門では、理学療法士や作業療法士、言語聴覚士がチームを組んで通所リハビリ・訪問リハビリを行っています。単に長生きするだけでなく、長く在宅で生活できるように、心身機能のほか活動量の維持向上にも努めています。

介護事業部門の特徴

通所リハビリテーション

日帰りで利用でき、理学療法・作業療法・言語療法など本格的なリハビリを受けることができるサービスです。バイタルチェックや体操・レクリエーション、入浴サービスのほか、花見やクリスマスパーティなど季節に合わせたイベントも行っています。

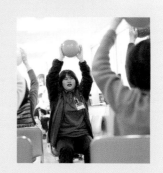

訪問リハビリテーション

理学療法士などが自宅に訪問し、心身機能の改善や日常生活の向上を支援しています。利用者に合わせたオーダーメイド型のサービスが特徴です。歩行や家事、摂食訓練のほか、福祉用具や住宅改修など社会資源の活用などの相談にも応じています。

ぐるーぷほーむ九嶺

認知症によって自立した生活を送ることが困難になった方が、家庭的な環境のもとで、有する能力に応じて可能な限りその人らしく穏やかに暮らせるよう、共同生活することが目的です。日当たりの良いビルのワンフロアが本施設になっており、開放感があります。街中にあり交通の便が良いので、家族の方も気軽に訪問していただけます。

居宅介護支援事業

ケアマネジャーが自宅に伺い、利用者の生活スタイルや機能などをお聞きしています。その上で、本人の意思を尊重しながら、同時に家族の介護負担を軽減できるように配慮しています。利用者の体調や要支援の変更によって、ケアプランの見直しも行っています。

通所リハビリテーションのサービス

● リハビリスタッフの充実

理学療法士、作業療法士、柔道整復師、健康運動指導士などのスタッフや、リハビリのための用具も充実しており、受付では「ペッパー」が迎えてくれます。まずはバイタルチェック（体温や血圧、脈拍など）を行い、そ

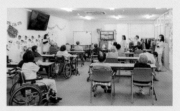

の後、体操や必要に応じて物理療法や音楽療法、季節の行事などを行い、在宅生活を有意義に過ごしてもらえるよう各々に合わせたリハビリを提供しています。

● 集いの場としての役割

現在、6〜7時間の長時間と1〜2時間の短時間を実施しています。同じような境遇の仲間が多く通所されており、悩みを共有したり、一緒に運動したりすることで新たな交流の場、社会参加の場としても活用していただけます。

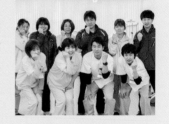

訪問リハビリテーションのサービス

● 最適なサービスを提供

「家に帰ったら日常生活ができるのか」といった退院後の不安や「転びやすくなった」「ムセやすくなった」という変化、「介助の負担が大きい」などの家族の悩みに対して、実際の生活場面で応じられるのが特徴です。また、理

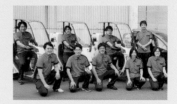

学療法士等によるマンツーマンの訓練により、生活課題に対して必要な心身機能の改善を効果的に図ることが可能です。住み慣れた自宅で、安全で安楽な生活が営めるよう最適なサービスを提供しています。

● 入浴・更衣の練習など支援

理学療法士や作業療法士、言語聴覚士が自宅まで伺い、歩行・車いすの訓練、入浴・更衣・摂食・嚥下訓練などを行い、心身機能の改善や日常生活の維持に努めています。対象となるのは呉地域で、日曜・祝日以外は午前・午後に訪問しています。

● 環境を選ばない支援

活動地域（呉市）は登坂や狭路など狭隘地が多く、歩行の困難や体力の低下により、自力では屋外に出られず、地域社会に参加することが困難な傾向があります。自分らしく、そして、安心した在宅生活や地域交流ができるよう「Life is motion」の実現に向け支援しています。バイクや小型電気自動車などの手段により、周辺環境を選ばずに訪問することが可能です。

 施設一番のおすすめポイント！
～マッターホルンリハビリテーション病院のおすすめリハビリ～

● ロボットリハビリテーション機器の充実

動かない手足を動かしていく方法の「ニューロリハビリテーション」という新しい考え方を基に、2009年にロボットスーツ「HAL®」を導入。現在、難病から脳血管疾患、運動器疾患と対象の幅が広い「HAL®」計5台のほか、脳血管疾患を対象にした「Regait」2台、「ウェルウォーク」1台、脊髄損傷の「Free Walk」1台も完備しており、日本ロボットリハビリテーション研究会や広島HAL研究会に所属する理学療法士が指導にあたっています。

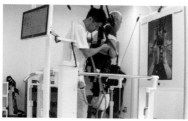

ウェルウォーク　歩行訓練

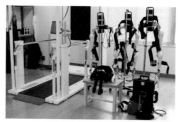

HAL

ぐるーぷほーむ九嶺のサービス

● 職員やほかの入居者との助け合い

認知症のお年寄りには、日常生活の中でさまざまな困難が出てきます。それらの躓きに対して、職員やほかの入居者が助け合いながら、その人らしく穏やかに暮らせるように共同生活をするのが、このグループホームです。

● 簡単な家事やレクリエーション

家庭的な環境の中で、それぞれが持っている能力に応じ、可能な限り自立した生活が送れるように支援しています。今までの生活環境を維持するため、簡単な家事やレクリエーション、趣味などを行いながら過ごしていただきます。

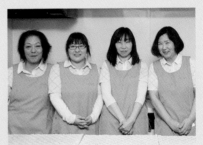

● 転倒事故や
　徘徊の危険などに留意

リビングなどの共同スペースがあり、ほかの入居者やボランティアと豊かな人間関係を保ち合うことができます。
その一方、一人ひとりの個室を設け、プライバシーを守っています。
またスタッフが見守っているため、転倒事故や火の元の管理、徘徊の危険などを未然に防ぐことができます。

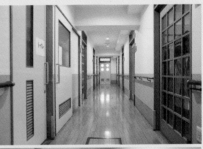

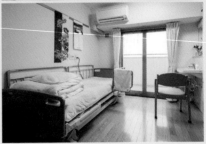

居宅介護支援事業

● 充実した居宅介護支援の体制

要介護者が自立した在宅生活が送れるように、本人の意思を尊重しながら、心身の状況や家族の希望などを確認します。その上で、専門家の立場から必要なサービスが利用できるよう、介護サービス事業者との連絡や調整を行いケアプランを作成していきます。

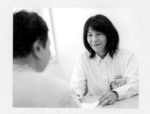

「家族だけでは介護が大変になってきた」「廊下やトイレに手すりをつけたい」「一人暮らしなので家事を手伝ってほしい」「車いすやベッドはレンタルできるの？」など、介護に関することは何でも、ぜひ気軽にご相談ください。

めざす在宅サービスの将来像

「マッターホルン居宅介護支援事業所」は、在宅で生活を希望されている方に、医療機関との連携や、さまざまな介護サービス、インフォーマルサービスなどを総合的に提供していきます。それにより、利用者さまが住み慣れた自宅で、いつまでも自立した生活を送れることをめざしています。

施設データ

住　　　　　所	呉市中通 1-5-25
電　話　番　号	0823-22-6868
ホ ー ム ペ ー ジ	あり
利　用　時　間	8：30 ～ 12：00、15：00 ～ 18：00 ※その他の施設ごとに利用時間が異なる
定　　休　　日	日曜、祝日
サービス提供エリア	主に呉市
送　　　　　迎	あり（通所リハビリテーションのみ）
併 設 サ ー ビ ス	訪問リハビリテーション、通所リハビリテーション、ぐるーぷほーむ九嶺、マッターホルン居宅介護支援事業所

マッターホルンリハビリテーション病院

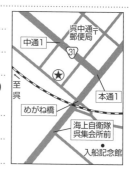

日常生活上の動作で生活リハビリを促す

特定医療法人
あかね会

土谷ヘルパーステーション光南

サービスの特色

- 共に行う家事支援で自立支援

- 異常や不審に気づく見守り

- 3か月ごとのサービス見直し

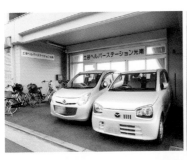
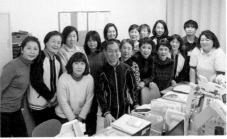

管理者の思い

まんしょう　としあき
満生　年明

ヘルパーは、掃除や料理などの支援サービス
を思われる方が多いですが、それだけではあ
りません。利用者が寝たきりにならないため
に、日常生活上の動作を自分でできるように
支援する生活リハビリや、見守りの役目も担っ
ています。

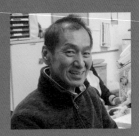

施設の特徴

身体介護サービス

おむつ交換や食事の介助、身体の清潔ケア（蒸しタオルなどで体を拭く、洗髪、足浴、入浴介助など）、排せつの介助などを行っています。病院への通院や買い物への同伴なども含まれます。

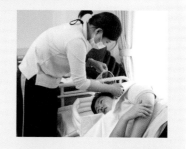

生活援助サービス

生活する上で日常的に行われる掃除や料理・調理、洗濯を干す・たたむ、買い物の代行などを行っています。

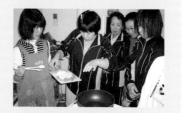

生活リハビリ

利用者が寝たきりにならないために、日常生活上の動作を自分できるように支援する生活リハビリを行っています。利用者の心身の維持のため、共に行う家事支援を念頭に置いています。

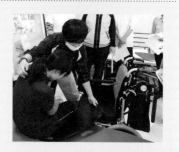

ニーズに合わせたケアプラン

利用者と家族の要望に沿った在宅介護サービス計画を基に、介護サービスを行います。介護サービス利用者は効率のよいサービスが利用でき、また家族の負担を軽減することができます。

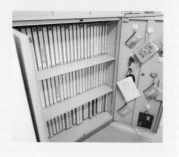

※掲載写真は、主に研修中のイメージ写真を使用

109

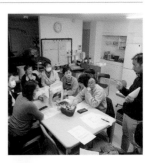

施設一番のおすすめポイント！

月に一度、研修でブラッシュアップ

所属するヘルパーとサービス提供責任者が、1か月に1回は会議や研修を行い、介護の知識を磨き、技術力向上に努めています。「利用者さまの状態に寄り添ったサービスの提供」を念頭に置き、利用者の現状把握、対応の仕方などの実際のやり方を確認しています。

そのほかのサービス

● ケアマネジャーへの報告

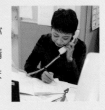

ヘルパーステーション光南には、サービス提供責任者が3人います。責任者は、ヘルパーからの報告や情報を精査して記録を取り、ケアマネジャーなどに報告しています。そこから、素早い問題解決や対応を行っています。

● 異常や不審に気づく見守り

現場にいるヘルパーは、利用者とその家族の異常や不審に、いち早く気づくことが多くあります。介護サービス利用者の暮らしを守る一端を担っています。

● 転倒防止に気を配る

高齢者は転倒やそれによる骨折が多いため、転倒を防ぐための行動などを一緒に考えています。

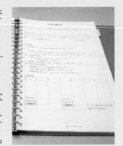

● 3か月ごとの見直し

利用者のテンポに合わせて、「ゆっくり行動する」など、今できることと、先にできるようにしたいことの目標と設定を行い、3か月単位で確認しています。

介護サービス編　広島市中区

グループ施設

● その他のヘルパーステーション

土谷ヘルパーステーション**西広島**／西区己斐本町2-6-6（℡082-507-0877）

土谷ヘルパーステーション**大町**／安佐南区大町東2-7-24（℡082-831-6654）

土谷ヘルパーステーション**出汐**／南区出汐1-7-16（℡082-250-5080）

土谷ヘルパーステーション**佐伯**／佐伯区美の里1-4-21（℡082-925-0770）

土谷ヘルパーステーション**戸坂**／東区戸坂千足2-7-19（℡082-502-5205）

土谷ヘルパーステーション**可部**／安佐北区可部南4-17-5（℡082-819-2250）

土谷ヘルパーステーション**矢野**／安芸区矢野東2-30-24（℡082-820-4825）

土谷ヘルパーステーション**阿品**／廿日市市阿品4-51-1（℡0829-20-3585）

column —— コラム

現場にいるヘルパーは、利用者の虐待被害を発見することがあります。例えば、老老介護の高齢夫婦のご主人が転倒して体が思うように動かなくなり、いら立った奥さんが棒で殴るようになっていたこともあります。ヘルパーステーションは、利用者とその家族の異常や不審にいち早く気づき、暮らしを守る一端を担っています。

めざす在宅サービスの将来像

現在の利用者は、おむつ交換などの身体介護と掃除などの家事支援が50%、生活援助（自立支援）が50%の割合となっています。さらに、利用者の個性を尊重してQOL（生活の質）を維持・向上できるようなサービスをめざします。

施設データ

住　　　　所	広島市中区光南1-15-34	
電 話 番 号	082-545-0311	
ホ ー ム ペ ー ジ	あり	
利 用 時 間	8：30 ～ 17：30（営業時間以外も要相談）	
定 休 日	日曜、祝日	
サービス提供エリア	広島市中区	
送　　　　迎	なし	

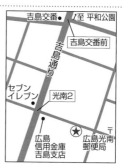

デイサービス嫌いの男性も支持する楽しい空間 　特定医療法人 **あかね会**

土谷デイサービスセンター光南

サービスの特色

- ●疾患に応じた特殊浴槽の充実

- ●機能訓練指導員によるパワーリハビリ

- ●認知症・重度要介護者の受け入れ

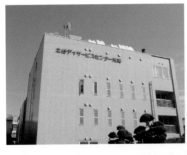
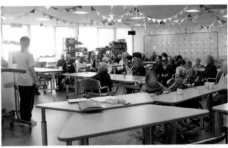

センター長の思い ──── 道岡 良子
みちおか　りょうこ

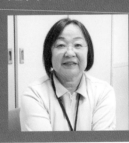

「笑顔のスタッフが優しい言葉かけ」「利用者さまが楽しく過ごせたか」を大切にしています。歴代のセンター長が常にモットーにしていた言葉で、この考えがスタッフ全員に浸透しています。レクリエーション(機能訓練)に参加して、一日の時間を有効に過ごしてもらうことなどを心がけています。

施設の特徴

パワーリハビリ

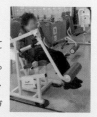

身体各部の「使ってない筋肉」をまんべんなく動かすことで、身体の動きを良くして体力もつけようとするものです。トーソフレックス・レッグエクステンション・ローイング・ホリゾンタルレッグプレス・チェストプレス・ヒップアブダクションと6種類の運動マシーンがあり、機能訓練指導員が利用者に合った運動メニューを作成し、スタッフが中心となって、無理のないように行います。

機能訓練を兼ねたレクリエーション

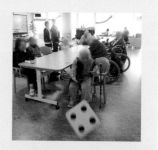

デイルームでは、大人数で参加する毎日テーマを決めたレクリエーションが行われています。スポーツ、生活リハビリ、頭脳活性、季節を意識したスポーツなど、心身を刺激するメニューが揃っています。

プロのマッサージ師

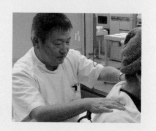

デイルームの一角にはプロのマッサージ師がおり、マッサージを行っています。腰や肩、全身のコリがすっきりすると評判で、拘縮（身体のこわばり）予防にもなり人気があります。

認知症、重度の動けない人の利用

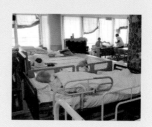

認知症の利用者に対応しています。また、在宅酸素や胃ろう、透析、インスリン管理、ストーマ、褥瘡など、さまざまな疾患を持つ利用者に対応しています。

グループ施設

● その他のデイサービスセンター

土谷デイサービスセンター大町／安佐南区大町東2-7-24（℡082-831-6600）

施設一番のおすすめポイント！

特殊浴槽の充実

重度要介護の方が、車いす（専用）のまま入浴できる特殊浴槽を9台完備しています。使い捨てタイプ（皮膚疾患、排便コントロールをしている方など）、シャワータイプ（湯船につかれない方）、ストレッチャータイプ（寝たきりの方）などが揃っています。一般浴では、広々とした大きな浴槽で足を伸ばしてゆったりと入浴できます。

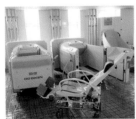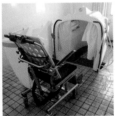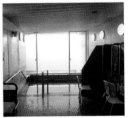

column ── コラム

4階建てビルの2・3階に、1344平方メートルの広さを持つ大規模施設で、月900人以上、年間約1万800人以上の利用があります。デイサービス利用者の9割は女性といわれる中、利用者の4〜5割は男性という珍しさ。フィットネスジムにあるような運動マシーンを使った、機能訓練指導員による運動メニューなどが人気です。

めざす在宅サービスの将来像

認知症や重度の疾患、どんな方でも否定せずに受け入れ、安心して過ごせるデイサービスをめざします。高齢者の方は人生の大先輩。ぞんざいな扱いや赤ちゃん言葉などを決してしないように、「一言の重み」「和顔愛語」をモットーにスタッフ全員で共有しています。

そのほかのサービス

● 健康チェック

デイサービスに到着したら、毎回看護師による
健康チェック(血圧・体温・脈拍)を行っています。
体調に考慮した過ごし方に気をつけています。

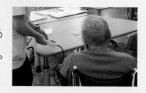

● カラオケ体操

デイルームで行うカラオケ体操が人気。スタッ
フが懐メロのビデオ映像を見ながら体を動か
し、みんなで盛り上がります。

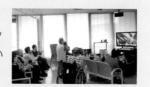

● 食事制限に対応

食事制限のある利用者に対応し、嚥下状態に合わせたムース食、きざみ食、
ミキサー食を用意しています。おもてなしの心を大切に、食後のコーヒー
なども提供しています。

● 車イス用個室トイレが15か所

プライバシーに配慮して、車いすもゆったり入れる広い個室トイレが15か
所あります。

施設データ

住　　　　　所	広島市中区光南 1-4-6
電　話　番　号	082-544-2885
ホームページ	あり
利　用　時　間	8：00 ～ 17：00
サービス提供エリア	広島市内(中区・西区・南区・東区・安芸区・安芸郡の区域)
送　　　　　迎	あり
併設サービス	居宅介護支援事業所、訪問看護ステーション

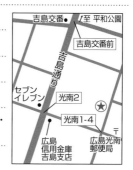

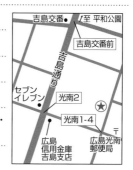

広島市中区

充実のレクで「やりたい」をサポート。遊び特化型デイ　株式会社 慈莉庵

デイサービスセンターけいあい園

サービスの特色

- ●毎日、夢と生きがいを見つけられる多様なレク

- ●楽しく機能訓練できる体操教室

- ●地域とのつながりを大切にした公開講座

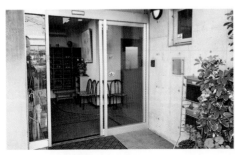
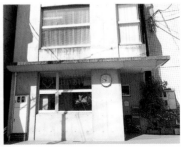

代表者の思い ——————— 瀬分 一慈
せわけ　かずしげ

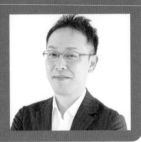

ご利用者さま、ご家族の方、地域の方、スタッフがつながり、幸せになれる場作りをめざします。いくつになっても夢や目標が持てるよう、ご利用者さまがやりたいことを見つけて、自分らしく生きるお手伝いをさせていただきます。

施設の特徴

食事

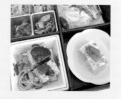

きざみ食・減塩食・やわらか食など、ほぼすべての形
態に対応します。個々の好き嫌いにも対応しながら、
栄養バランスのとれたメニューを提供しています。

入浴

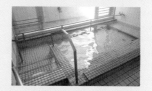

広々とした大浴場を完備し、職員付き添いのも
と車いすの方でも安心して入浴ができます。

機能訓練

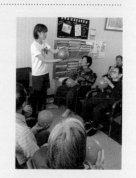

キーワードは笑顔。プロの講師と連携し、遊び心あ
る運動メニューを揃えています。定期開催の「笑顔の
体操教室」では、とにかく皆さん笑顔。「体幹運動教室」
では、人気トレーナーによる身体の悩みを楽しく改
善。また、常駐の整体師により希望者一人ひとりに
合わせた毎日のリラクゼーションも大好評です。

その他の特徴

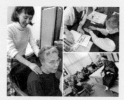

「遊びは生きがい」との思いでレクには力を入れて
おり、手芸教室やパステルアート教室、三味線演奏
などの音楽行事など、いろいろなジャンルのプロ講
師を招いて多彩なメニューを用意しています。癒し

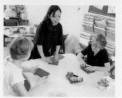

メニューとしてもアロママッサージや温灸など、い
くつになってもワクワク感を持って生活すること
が生きがいづくりにつながります。スタッフが興味
のサインを見つけ、楽しいレク活動へと誘います。

117

👉 施設一番のおすすめポイント！

レクリエーション（カラオケルーム）

個室空間のカラオケ専用ルームを完備しています。時間制限もなく、グループで、お一人で、気兼ねせず心ゆくまで歌を楽しむことができます。元気に歌って、体も気持ちも健康に！

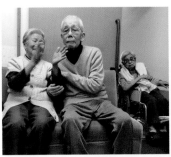
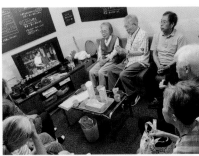
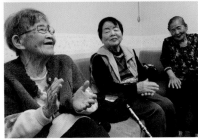
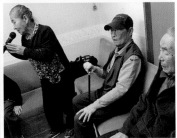

column —— コラム

デイサービスと地域とのつながりを強化する「街ゼミ」という取り組みをしています。代表やスタッフ自らが講師となり、地域の方への学びの機会でつながりを作ります。これまでに、介護のお話会やお野菜教室、手芸教室などさまざまな講座を開いています。

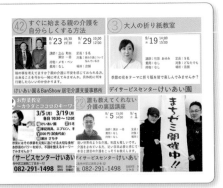

そのほかのサービス

● 訪問介護事業所Smile

2019年8月開設。サービス提供責任者（2人）は、訪問介護はもちろんのこと、通所リハビリやデイサービスなど幅広く経験したベテランです。地域の利用者さん一人ひとりに、しっかりと向き合える介護サービスを提供します。

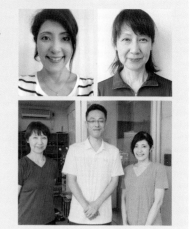

○訪問介護事業所Smile

中区江波西2-8-12（TEL082-297-2580）

めざす在宅サービスの将来像

アットホームな雰囲気で、長くご利用くださる方が多くおられます。趣味や生きがいを持って、自分らしく楽しみながら毎日を送ることができるようにお手伝いをしていきます。また、今後も新しい楽しみを見つけていくことにチャレンジしていきます。

施設データ

住　　　　所	広島市中区江波西2-8-12
電 話 番 号	082-291-1498
ホームページ	あり
利 用 時 間	8：30 ～ 16：15
定 休 日	日曜
サービス提供エリア	広島市中区、西区 ※その他エリアは要相談
送　　　　迎	あり
併 設 サービス	訪問介護

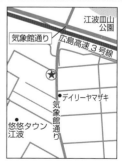

幅広い在宅サービスに対応

株式会社
コスモケア・エナジー

デイサービスエナジー

サービスの特色

- ●自宅で自立した日常生活を送るためにサポート
- ●認知症ケアにも対応
- ●花療法や手作りの食事が好評

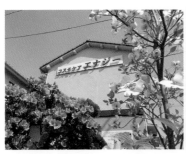
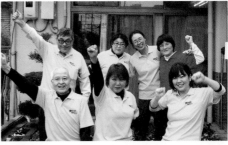

代表者の思い

ほりしま　ゆり
堀島 由利

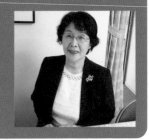

心と体は常に連動して動いていることを重視しています。ご利用者が日々輝けるように、細胞を元気にする自然食料理、心に働きかける花療法・音楽療法、身体に働きかけるストレッチや機能訓練など、さまざまなプログラムを提供しています。

施設の特徴

食事

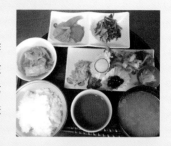

栄養士と調理師による食事が毎日厨房で作られます。フロアーにいい匂いが広がり食欲が高まります。食材は自然農法野菜・七分つき米・無添加食品を使用し、素材の味を生かした味付けで、おいしいと好評です。

入浴

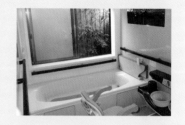

お一人対応です。窓に目をやると、時に新幹線が車庫に入る光景が目に入ったり──。スタッフとのお話も弾み、素敵な癒しの時間を味わっていただけます。

機能訓練

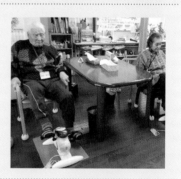

スタッフの指導で音楽をバックに、ストレッチや有酸素運動、床上ストレッチング、個別対応のリハビリなどを楽しく！昼食後には、カラオケ機に組み込まれた機能訓練の映像を見ながら、目的別訓練でもお過ごしいただけます。

その他の特徴

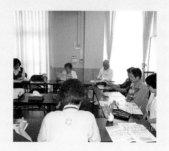

地域密着型事業所のため、年2回は、町内役員の方や包括支援センターの方、ご利用者やご家族の方にお越しいただき、半年間の活動報告をするとともに、花療法や機能訓練など実地体験をしていただいています。

📢 施設一番のおすすめポイント!

レクリエーション (癒しタイム)

心を癒す花療法を毎朝行っており、季節の花に向き合い、心の重荷を下ろ^おせる楽しい時間です。ミュージックセラピーは週2〜3回、ピアノ演奏をバックに、楽しかったあの頃に心を馳せることができる幸せな時間です。

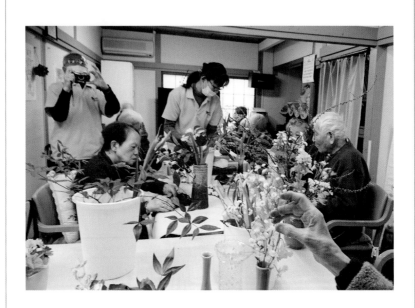

column ── コラム

広島大学公衆衛生学部との共同研究に参加しました。日々のプログラムに参加する高齢者に、日芸版評価スケールを使って回答してもらい、プログラムの癒し度を測定した結果、多くの参加者が「癒し効果」を感じていました。現在、通所者の脳機能維持評価を各種ツールを使って研究しています。

めざす在宅サービスの将来像

命の限界を受け入れながらも、「そのときまでは、自分にしかできない輝ける人生を作っていける」という希望を心に、仲間と話しながら心身を動かし、さまざまな出来事に感動しながら過ごせるサービスが理想です。

そのほかのサービス

● 放課後等デイサービスおひさま教室　児童発達支援おひさま
発達に問題がある未就学児や就学児、一人ひとりの個性や成長に寄り添えるよう、できるだけマンツーマンで支援しています。

● 放課後等デイサービスのぞみ
友達と集団活動を行いながら、工作や運動、花療育や音楽療育などにもチャレンジできます！　土曜日や長期休暇には、自然食の昼食をご用意しています。

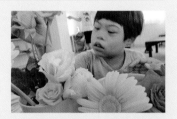

● 重症心身障がい児通所支援あさがお
　重症心身障がい児通所支援tutti
胃ろうや呼吸器等の医療行為が必要な児童にも安全に楽しく過ごしてもらえるように、保育士・看護師・児童指導員・機能訓練指導員など、多職種で支援を行っています。

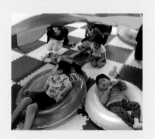

● 共生型生活介護すたあと
高齢者と障害者がともに過ごせる施設を、高齢者デイサービスに導入しています（2020年3月より）。

施設データ

住　　　　　所	広島市東区矢賀4-9-5
電　話　番　号	082-282-1575
ホ ー ム ペ ー ジ	あり
利　用　時　間	9：30 ～ 16：30
定　休　日	日曜、夏季休暇、年末年始
サービス提供エリア	広島市中区、東区、西区、南区、安佐北区 ※その他エリアは要相談
送　　　　　迎	あり

必要な介護のチョイスと機能訓練で自立をサポート

株式会社
ニックス

ニックス 介護サービス

介護事業部門

サービスの特色

- ●自立支援に向けた機能訓練と介護改善

- ●時代の潮流に合わせた介護サービス

- ●「必要な介護を、必要なときに、必要なだけ」

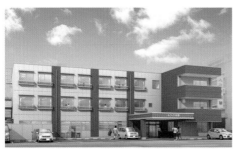
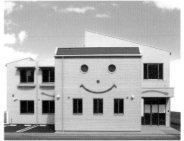

代表取締役の思い

にしかわ よしぞう
西川 吉三

理念は「ご利用者第一に、家族の気持ちで介護する。それが私たちの誇りです」。個人の尊厳を守り、自立支援に向けた介護をめざし、日々努力して改善を行っています。これからも、時流に合わせた介護サービスを取り入れていきます。

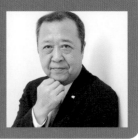

介護事業部門の特徴

新しい介護の形を模索し続け、独自のトータルサービスを追求しています。在宅介護で必要なほとんどのサービスを用意し、利用者の立場に沿ったジャンルの選択ができます。介護事業部は5つのカテゴリーで展開。きめ細やかで安心感のある支援を提供します。

デイサービスなどの通所・入所サービス

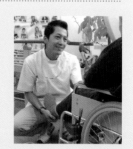

利用者ができるだけ自宅で日常生活ができ、家族の介護負担などの軽減を目的に、市内7か所にデイサービスセンターがあります。グループホーム（認知症対応含む）、ショートステイ、小規模多機能型居宅介護などの入所サービスも用意しています。

居宅訪問サービス

居宅介護支援事業所では、ケアマネジャーがケアプランを作成し、関係機関との連絡、調整を行います。訪問サービスには、訪問介護・訪問看護・夜間対応・定期巡回などがあります。

介護タクシー＆配食サービス

介護タクシーは、ホームヘルパー2級以上の資格を持ったドライバーが、外出が困難な利用者をサポート。配食サービスは、きざみ食やミキサー食に対応し、栄養バランスの取れた家庭的で美しい弁当を届けます。

福祉用具と住宅改修

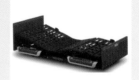

ニックス福祉用具サービス事業所では、福祉用具のレンタルや販売、住宅改修サービスを行っています。介護福祉士などの資格を持つスタッフが、幅広い最新機器から適したものを選定します。

介護ベッド

ニックスデイサービス（通所サービス）の特徴

● 機能訓練と自立支援を行うデイサービス

日帰りで施設に通うデイサービス（通所サービス）が広島市内に7か所あります。機能訓練と介護改善・自立支援をもとにしたICTリハと、AI(人工知能)の介護運営システム（群馬県の病院関係から提供）を県内で初めて導入し評価を得ています。

● 家族の気持ちで介護

「デイサービスは命をお預かりするサービス」をスタッフが共有しています。利用者は誰かの親、誰かの家族ということを忘れず、自身の家族と思って介護サービスをしています。

● 重度医療・重度要介護への対応

重度医療・要介護への対応が可能なデイサービスセンターがあります。胃ろう造設者や吸引、人工呼吸器使用下での入浴などの実績があり、多くの重度者を受け入れるためにスタッフの勉強会なども行っています。

● 認知症対応のデイサービス

認知症対応を行うデイサービスセンター（東エリア）には、認知症介護実践者研修を受けた3人のスタッフがいます。認知症への適切な対応を心がけ、個人を尊重した過ごし方や生活ができるようにサポートしています。

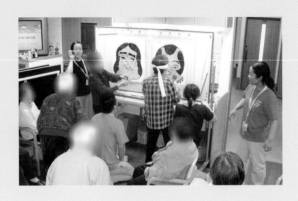

施設一番のおすすめポイント！

AI が最適な運動を提案する「ICTリハ」システムを導入

デイサービスで力を入れている機能訓練・介護改善・自立支援のために、「ICTリハ」を導入しました。利用者の個人データとビッグデータを照合し、最適なリハビリ・運動療法の組み合わせをAI（人工知能）が提案する最新システムです。

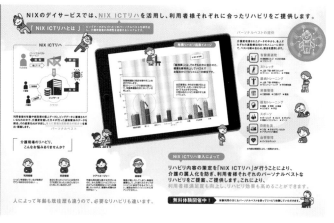

ニックスデイサービス独自の特徴

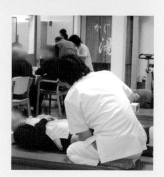

● リハビリ型デイサービス

ニックスデイサービスセンター府中浜田は、リハビリ型デイサービスです。1階にリハビリルームと浴室、2階にデイルームを用意。リハビリルームには、5種の運動マシーンとウォーターベッドなどの3種の物理療法機器があり、運動と痛みの緩和、リラクゼーションをバランス良く提供しています。

そのほかの介護サービス一番のおすすめポイント！

安心できる介護タクシー

ホームヘルパー２級以上の資格を持ったドライバーが、移動だけでなく、着替えや外出の支度、乗降時の介助を行い、通院、買い物、外出などに寄り添います。普通タクシー（一般利用可）、車イス対応タクシー、車イス・患者輸送限定(軽車両)タクシー、ジャンボタクシー（一般や車イス・ストレッチャーまで対応)があります。

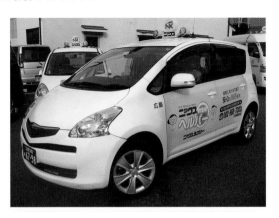

各所にあるデイサービス

● ニックスデイサービスセンター

ニックスデイサービスセンター東／東区尾長東2-6-6 （☎082-298-2221）

ニックスデイサービスセンター西／西区小河内町1-4-13 （☎082-232-0294）

ニックスデイサービスセンター南／南区仁保新町2-9-32 （☎082-890-2221）

ニックスデイサービスセンター五日市／佐伯区三筋1-3-15 （☎082-921-8600）

ニックスデイサービスセンター安芸府中／府中町浜田本町10-1（☎082-510-0294）

ニックスデイサービスセンター府中浜田／府中町浜田4-6-7 （☎082-890-0294）

● 認知症対応デイサービスセンター

ニックスデイサービスセンター花咲楼／東区尾長東2-6-34 （☎082-568-7007）

そのほかの介護サービス

● 夜間・定期巡回対応の訪問介護、訪問看護
通常の訪問介護、訪問看護サービスに加えて、夜間対応型訪問介護サービスの「ニックスヘルパー救急隊」、定期巡回随時対応型の訪問介護、訪問介護を提供する「ニックスヘルパー・ナース24」があります。

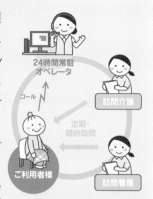

● 配食サービス
栄養バランスの取れた弁当やおかずを届けます。きざみ食・ミキサー食に対応する「配食サービスかぐや姫」（082-567-6601）、健康寿命に考慮した日替わりメニューの「クック1・2・3」（082-567-6601）があります。（配送区域／東・南・安芸区、府中町、海田町※その他は要相談）

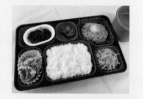

● 入所サービス
介護する家族の急な外出や介護疲れを防止するために、短期間預かるショートステイ（2か所）、少人数の家庭的な雰囲気で共同生活するグループホーム（4か所）、介護・医療連携で高齢者を支援するサービス付き高齢者専用住宅を運営しています。

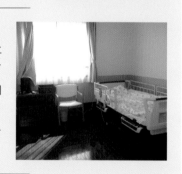

● 通い、泊まり、訪問をミックス
2017（平成29）年からデイサービスなどの通所サービスを中心にして、泊まりや訪問介護・看護サービスをミックスした「小規模多機能型居宅介護サービス」を開始しました。

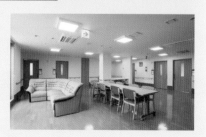

選べるニックスの介護事業

「必要なときに、必要な介護を、必要なだけ」。ニックスは、利用者が住み慣れた自宅で快適な生活を送るための多彩な介護サービスを用意しています。訪問看護・介護、デイサービス、外出困難な人をサポートする介護タクシーなど、その人に合ったサポートを行います。

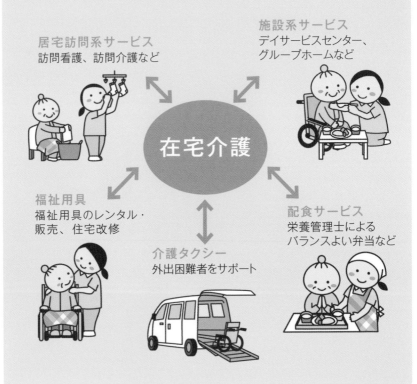

居宅訪問系サービス
訪問看護、訪問介護など

施設系サービス
デイサービスセンター、グループホームなど

在宅介護

福祉用具
福祉用具のレンタル・販売、住宅改修

介護タクシー
外出困難者をサポート

配食サービス
栄養管理士によるバランスよい弁当など

column —— コラム

トラベル事業部で要請を受けた、身体障害者やケア・介護必要者の旅行ツアーから発展した「ニックス介護事業」。社員から「アイデアマン」と慕われる西川代表取締役は、これを機に介護事業の必要性を感じ、当時はまだ少なかった、個人の尊厳を守って自立支援を重視した介護サービスの提供をめざしました。

めざす在宅サービスの将来像

人生100年時代に合わせて、ニックスは進化し続けます。介護保険制度開始から、介護サービスは大きく変わりました。常に満足度が上がるサービス向上をめざし、それがスタッフの喜びにもなるような、生き生きとした空間を作ります。

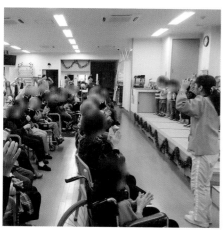
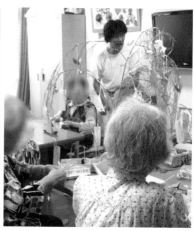

施設データ

住　　　　所	広島市東区尾長東 2-6-6
電　話　番　号	082-568-6166
ホ ー ム ペ ー ジ	あり
利　用　時　間	9:00 〜 16:30（デイサービス）
定　　休　　日	日曜、年末年始（デイサービス南は日曜のみ）
サービス提供エリア	広島市内全域、廿日市市、府中町、海田町
送　　　　迎	あり
併 設 サ ー ビ ス	居宅介護支援、訪問介護、訪問看護、夜間対応型訪問介護、定期巡回随時対応型訪問介護看護、認知症デイサービス、ショートステイ、グループホーム、サービス付き高齢者向け住宅、小規模多機能型居宅介護、福祉用具、介護タクシー、配食サービス、高齢者専用宅配配食サービス、高齢者住宅仲介センター、小規模認可保育園、企業主導型保育事業

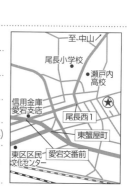

こころとからだが動く！

デイサービスセンター

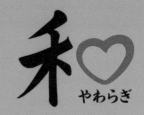

和♡
やわらぎ

サービスの特色

● 「 こころとからだが動く 」 ケア

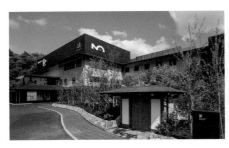 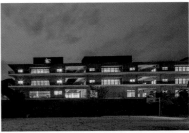

● **併設施設**　寝たきり予防・回復センター

 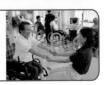

理事長の思い

なかがわ　よしき
中川　義基

約50年前、私の祖母が病院で寝たきりとなり、医師から褥瘡、肺炎であと数週間の命と宣告されました。そのとき、たまたま知人の看護師が定年退職となり、家政婦さんに代わって泊まりがけで昼夜お世話をしてくださいました。「きれいにすること」「動かすこと」を徹底してくださった結果、祖母は劇的に回復し、退院することができました。当時、「介護」という言葉は一般的ではありませんでしたが、日本には介護が必要であることを痛感し、1983年に介護教育を始め、後に広島福祉専門学校を設立しました。介護の本質は、知識と技術をもって病気や障害のある人を元気にすることであり、当「和（やわらぎ）」では「こころとからだが動く」ケアをモットーにそれを実践しています。

こころが動く

**本当に良いものは
あたたかな人の手から生まれます**

レストラン「和」

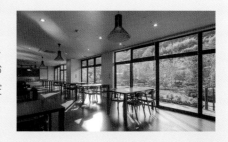

臥龍庭園を臨むレストランでは、専属の管理栄養士と調理師がおいしさと栄養バランスにこだわったメニューをご用意します。

平和の図書室

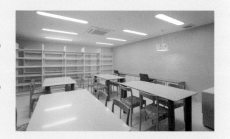

広島そして日本が、再び戦争や原爆の惨禍に見舞われないことを心から祈って、平和の図書や映像を集めました。

ビデオライブラリー

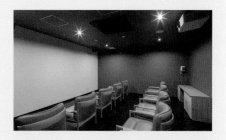

暗室の大画面に映し出される迫力の映像で、ハイビジョン、DVD、ブルーレイなど、あらゆるジャンルの映像を鑑賞できます。

音楽スタジオ

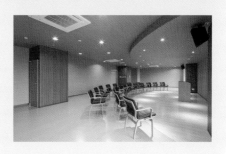

自動演奏ピアノを備えた音楽室で、一人ひとりの心に残る思い出のメロディーを歌い、奏でます。

からだが動く

私たちは、みなさまが元気になって
くださることに喜びを感じています

リハビリスタジオ・ごろごろゾーン

高齢者にやさしいリハビリ機器を備えた
リハビリスタジオと、床暖房フローリン
グのごろごろゾーンです。医師、理学療
法士、作業療法士、ケアワーカーが一
体となって、日本一のリハビリセンター
をめざしています。

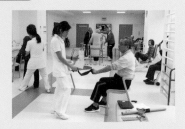

「和」の湯と岩盤浴

1階には大浴場と岩盤浴、各ユニットに
も器械浴やミスト浴、さらに車いす用と
寝浴用の器械浴を備え、心身の状態に
合わせてゆったりと利用できます。

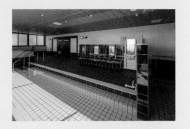

クッキングスタジオ

施設のシェフと利用者さまが一緒に料
理を作り、味わっていただけるクッキン
グスタジオです。

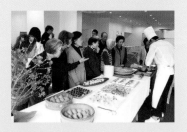

美術スタジオ

穏やかな雰囲気の美術スタジオで絵画
や書道、華道などに静かに心を注ぎ、
入魂の作品をお創りください。

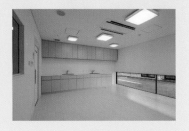

メインストリームプロジェクト

● 社会福祉法人メインストリーム

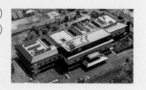

デイサービスセンター「和（やわらぎ）」は、社会福祉法人メインストリームが運営しています。高齢になって重い病気や障害を負うと気持ちが塞ぎ、孤独になりがちです。そうした方々を毎日の生活の中心（メイン）にして、快適な日々の流れ（ストリーム）を実現することを目標にしています。

● 併設施設

・特別養護老人ホーム　和（やわらぎ）（90室、全室個室）
・ショートステイセンター　和（やわらぎ）（10室、全室個室）
・居宅介護支援事業所　和（やわらぎ）
・寝たきり予防・回復センター　和（やわらぎ）
・託児所　こどもの城

● 関連施設

特別養護老人ホーム
エバーグリーンホーム

障害者支援施設
エバーグリーンホーム

広島福祉専門学校

(株)広島福祉サービス

● 理事長著書

介護福祉学4
障害の理解
（主婦の友社）

介護福祉学5の上
こころとからだのしくみ
（主婦の友社）

介護福祉士養成
テキスト4 医療的ケア
（法律文化社）

施設データ	全館禁煙 平和のシンボル「盾伏せの館」
住　　　　所	広島市安佐南区山本新町4-3-11
電 話 番 号	082-850-1008
利 用 時 間	9：00 ～ 16：10
サービス提供エリア	広島市安佐南区、中区、東区、西区
送　　　迎　　あり	定　休　日　　祝日

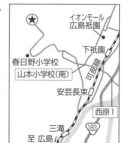

本格的なリハビリで自立した生活をめざす

医療法人
かしの木会

介護老人保健施設 さくら

サービスの特色

- 専門性の高い個別リハビリで身体機能を高める

- 在宅強化型の施設

- 利用者の意思と人格を尊重したサービス

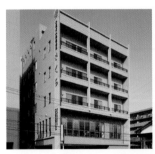
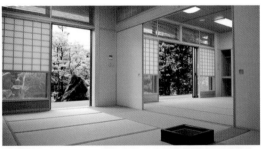

施設長の思い

ひがし　こういち
東　浩一

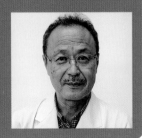

お一人おひとりがこれまで積み重ねてきた人生の歴史は、介護する側にとっても感動をもたらします。専門職によるリハビリで身体機能を高め維持しながら、その方の思いや個性を尊重した、人間同士の温かいつながりのあるサービスを提供します。

施設の特徴

居室

全室ユニット型個室で、10室以下のユニット毎にリビングルームを配置しています。一人部屋の良さと、他の利用者さまとコミュニケーションが取れるグループの良さを兼ね備えた居住空間です。

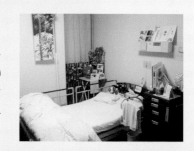

食事

栄養士が所内で調理する新鮮でおいしい食事は、治療食などさまざまな形態食に対応しています。一緒に食事作りのイベントを行うなど、日常生活を大切にしています。

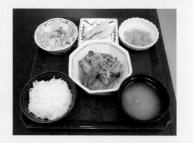

入浴

自宅を想定した個別浴槽で、入浴訓練も兼ねています。

機能訓練

①健康運動実践指導士によるフィットネスエクササイズ、②ケアプランによる生活リハビリ、③作業療法士・理学療法士による個別リハビリ、の3本柱の訓練を実施。認知症対策の脳リハビリも行います。食事の前には、嚥下体操を実施しています。

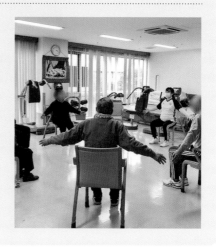

その他の特徴

アロマ足浴や書道など、利用者さまの嗜好や個性に応じたクラブ活動、歌やパズルなどのレク、七夕やクリスマスなどの季節行事を行っています。東施設長が扮するサンタは、毎回大人気です。ボランティアの訪問など、地域との交流も活発です。

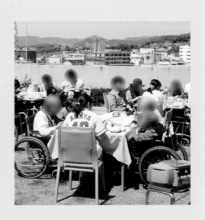

🔙 施設一番のおすすめポイント！

県内でも数少ないユニット型施設

同施設は在宅強化型の老健施設です。中でも、個室を中心としたユニット型は県内でも数えるほど。プライベートも大切にしながら、他の入居者との交流も持てる人間らしい流れがあるシステムです。

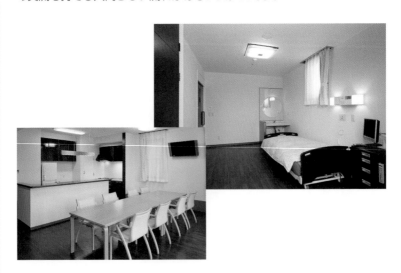

デイケアさくら（通所リハビリ）

機能訓練を中心にしたサービスで、一人ひとりの状態に合ったリハビリ、入浴、食事等のサービスを通じて在宅での充実した生活を支援します。

● 健康チェック

健康状態を毎回チェックしてご家族にも連絡します。ご家族と一緒に利用者さまを見守り、介護についての相談にも応じています。

● 食事と入浴

栄養士が所内で調理する新鮮でおいしい食事は、治療食などさまざまな形態食に対応しています。入浴は、自宅を想定した個別浴槽で入浴訓練も兼ねています。

● 機能訓練

専属の理学療法士・作業療法士の指導のもとリハビリを行って、身体機能の維持・回復をめざします。

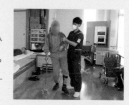

● その他の特徴

機能訓練に加えて、食事やトイレなど生活全体の在り方をチェックして、より良い暮らしができるよう支援します。

介護老人保健施設 さくら

介護老人保健施設・デイケア・デイサービス

🔈 施設一番のおすすめポイント！

本人も参加のミーティング

在宅での生活がより楽しく、生活しやすくなるよう、多職種の専門家と利用者さま本人、ご家族でのミーティングを定期的に行います。リハビリに加えて自宅での生活全体を見て、希望や課題を共有します。

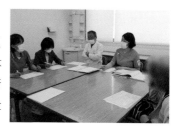

デイサービスかしの木

午前の部と午後の部に分かれ、機能訓練に特化したサービスです。筋力トレーニングを中心に、短時間で体力作りとコミュニケーションを求める利用者さまに好評です。スポーツクラブ感覚で利用できるデイサービスです。

● 機能訓練
地域最多の11台の専門的トレーニングマシンを設置しています。専属のトレーナーが、一人ひとりの体力や目的に合わせたパーソナルプログラムを作成し、丁寧に指導します。

● 評価
3か月毎に部位別の筋力バランスを計測し、意欲につなげていきます。

● コミュニケーション
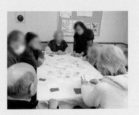
「いつまでも健康に自宅で生活したい」。同じ目標を持つ利用者同士、励まし合いながら楽しく取り組めます。閉じこもりを防ぎ、仲間と会うのが楽しみになることをめざしています。

👉 施設一番のおすすめポイント！

最新のトレーニング機器を導入

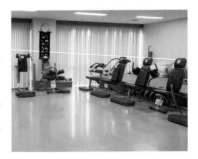
座ったまま利用できる加圧トレーニングマシンや、麻痺(まひ)のある人でも筋力アップが期待できる低酸素速筋トレーニングマシンなど、最新の機器を導入しています。3か月毎に部位別の筋力バランス評価を行います。

column —— コラム

　4週間ごとにリハビリ会議を行い、在宅生活の目標やプランを見直していきます。近年、問題になっているフレイル（痩せすぎ、血圧の下げすぎ）など、潜在的なリスクにも注目して自宅で長く暮らせるよう支援していきます。

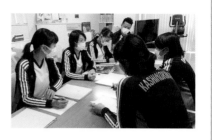

めざす在宅サービスの将来像

健康で長く生活するにはバランスが大切です。介護老人保健施設は在宅復帰に向けての支援、デイケア・デイサービスは在宅での生活を長く続けられるよう支援します。多職種連携で、利用者さまだけでなく、ご家族への介護のアドバイスを行います。

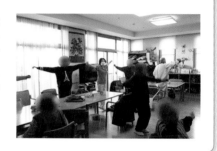

施設データ

住　　　　　所	安芸郡海田町堀川町 2-23
電　話　番　号	082-822-3777・082-822-3000
ホ ー ム ペ ー ジ	なし
利　用　時　間	9：30 ～ 12：30、13：00 ～ 16：00、8：30 ～ 17：30
定　休　日	日曜、祝日
サービス提供エリア	安芸郡海田町、熊野町、坂町、府中町 ※その他エリアは要相談
送　　　　　迎	あり
併 設 サ ー ビ ス	医療法人かしの木会山本整形外科病院、介護老人保健施設さくら、通所リハビリテーションデイケア、居宅介護支援事業所かしの木、デイサービスかしの木

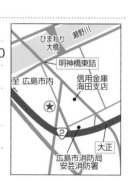

巻末解説

知っておきたい在宅介護の
基礎知識

巻末解説

知っておきたい
在宅介護の基礎知識
——東 理学療法士がわかりやすく解説！

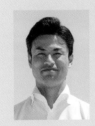

あずま理学療法士事務所

代表　東 克哉

あずま・かつや。1981年9月生。2005年広島県立保健福祉大学理学療法学科卒。2007年広島大学大学院保健学研究科修了。自身で「デイサービス新町の家」（竹原市）を5年半経営（2016年2月閉鎖）。2019年1月より現職。資格：理学療法士。修士（保健学）。

●この本を手に取られた方へ

この本を手に取られた方の多くは、"初めて"家族に介護が必要になった方々だと思います。ここでは、「あるとき、突然家族が病気で倒れたら……」（右ページ）をまずはお読みいただき、安心してサービスを受けるためにはどのように動くことが大切かをお伝えします。知識本ではなく、"実践本"としてぜひご活用ください。

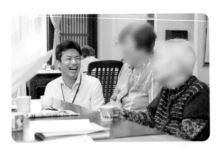

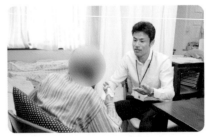

「あるとき、突然家族が病気で倒れたら……」

　私は、理学療法士として病院と訪問リハビリに携わってきました。その中の多くの方は、介護保険を利用するきっかけは、大抵の場合急病によるものが多く、「そのタイミングで家族がどう考えるのか」、これがとても重要だと思います。

　病気になった本人は退院のことで頭がいっぱいになっていて、その後の生活のことまで頭に入っていないことがよくあります。ですので、できる限り家族が退院する前から、家に帰った後の段取りをつけておくことが必要です。

　そのために必要なのが、「情報」です。介護保険制度、行政手続き、介護サービスなど……。介護保険制度や行政手続きは市区町村で大きな違いはありませんから、"知らなくても"担当職員に従っていればスムーズに進みます。しかし、介護サービスについては"知らない"ことは、退院後の人生を大きく左右することになります。介護サービスの中で最も重要な一つに、通所介護（デイサービス）があります。

　デイサービスは多くの方が利用しているサービスの一つで、それぞれの施設で異なった特徴があります。大切な自分の家族を預かってもらうわけですから、ご本人やご家族の意向に合った施設を選びたいものです。まずは、どんな施設があるのかを知る必要があり、「半日型」「1日型」「定員10人以下」「定員30人以上」「リハビリ特化型」「レクリエーション特化型」…など、形態はさまざまです。

　ご家族がこのような情報を"知っている"ことで、介護全般の調整役をしてくれるケアマネジャーとともに、ご本人に合ったサービスを選ぶことができます。

　私は、「退院後の生活を、すべてケアマネジャーに一任してはいけない」と考えています。そもそも、介護保険制度は「利用者本位であり、利用者の選択によってサービスを決めていくもの」だからです。ですので、自分の家族のために「自分に合った適切な施設を自分たちで選ぶ」ことが大切と考えます。

　本書が、皆さんに合った施設を選ぶ一助となり、退院後の人生において、少しでもお役に立てることができたなら幸いです。

あずま理学療法士事務所　理学療法士　中村安希

● 「介護保険」って、どんなもの？

　介護保険のサービスを利用するためには、①「保険証」を持って、市役所・区役所・町役場などで「介護認定申請書」を記入し申請、②約1か月後に介護認定が決定、③ケアマネジャー（居宅介護支援事業所等）を選ぶ、④「訪問サービス」や「通所サービス」の施設を選ぶ、という流れが全国共通になります。

介護保険を受けるための申請に必要なもの

保険証	介護認定申請書
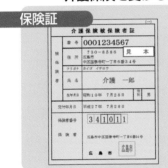	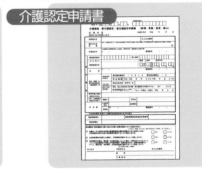

サービス利用について

	居宅介護支援	適切にサービスを利用できるよう、介護支援専門員（ケアマネジャー）に相談し、介護サービス計画（ケアプラン）を作成するサービスです。
訪問サービス	訪問介護 （ホームヘルプサービス）	● 要介護1〜5 自宅等で、ホームヘルパーや介護福祉士による入浴、排せつ、食事等の日常生活上の世話を受けるサービス ● 要支援1、2 総合事業の訪問型サービスを利用できます（詳しくは広島市ホームページ「介護予防・生活支援サービス事業」参照）
	訪問入浴介護	● 要介護1〜5、要支援1、2 自宅等で、簡易浴槽を使って入浴の介護を受けるサービス
	訪問看護	● 要介護1〜5、要支援1、2 自宅等で、看護師や保健師などによる療養上の世話や必要な診療の補助を受けるサービス
	訪問リハビリ	● 要介護1〜5、要支援1、2 自宅等で、理学療法士や作業療法士による理学療法、作業療法その他の必要なリハビリを受けるサービス
通所サービス	通所介護 （デイサービス） ※地域密着型含む	● 要介護1〜5 通所介護施設（デイサービスセンター）に通って、入浴、排せつ、食事等の日常生活上の世話や機能訓練を受けるサービス ● 要支援1、2 総合事業の通所型サービスを利用できます（詳しくは広島市ホームページ「介護予防・生活支援サービス事業」参照）
	通所リハビリ （デイケア）	● 要介護1〜5 老人保健施設、病院等に通って、理学療法、作業療法等の必要なリハビリを受けるサービス ● 要支援1、2 通所リハビリ施設で理学療法、作業療法の必要なリハビリのほか、個々の目標に合わせた選択的なサービスを受けることができます。

（広島市ホームページより引用して作図）

申請の流れ

利用者（被保険者）

↓

介護保険担当窓口または出張所へ申請
（介護保険被保険者証等を添えて）

↓

認定調査	主治医意見書

認定調査の際に調査項目に関連して聞き取りをした事項

コンピュータによる判定
認定調査の結果などをコンピュータに入力し、介護に必要な時間を推計します。

↓

介護認定審査会による審査判定

↓

要介護認定

↓

結 果 通 知

↓

要介護5　要介護4　要介護3　要介護2　要介護1　要支援2　要支援1　非該当　（※）　事業対象者

（※）基本チェックリストによる判定

サービスの利用

介護サービス（介護給付）	介護予防サービス（予防給付）	介護予防・日常生活支援総合事業
		一般介護予防事業 ｜ 介護予防・生活支援サービス事業

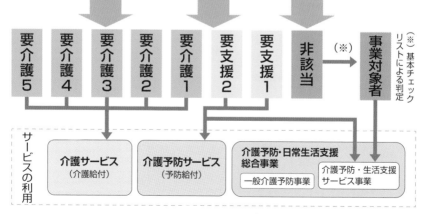

（広島市ホームページより引用して作図）

● まずは、最寄りの役所窓口へ

　まず、最寄りの役所などの窓口に行きましょう。全国共通の流れでは、まず「ケアマネジャー（居宅介護支援事業所）」を選んで、通所・訪問サービスを選びますが、私は**「最初に通所サービスを選ぶ」**ことをお勧めします。

地　域		機関名	所在地	TEL
広島市	中区	広島市中区役所 福祉課 高齢介護係	広島市中区大手町4-1-1 （大手町平和ビル内）	082-504-2478
	東区	広島市東区役所 福祉課 高齢介護係	広島市東区東蟹屋町9-34 （東区総合福祉センター内）	082-568-7732
	南区	広島市南区役所 福祉課 高齢介護係	広島市南区皆実町1-4-46 （南区役所別館1階内）	082-250-4138
	西区	広島市西区役所 福祉課 高齢介護係	広島市西区福島町2-24-1 （西区地域福祉センター内）	082-294-6585
	安佐南区	広島市安佐南区役所 福祉課 高齢介護係	広島市安佐南区中須1-38-13 （安佐南区総合福祉センター内）	082-831-4943
	安佐北区	広島市安佐北区役所 福祉課 高齢介護係	広島市安佐北区可部3-19-22 （安佐北区総合福祉センター内）	082-819-0621
	安芸区	広島市安芸区役所 福祉課 高齢介護係	広島市安芸区船越南3-2-16 （安芸区総合福祉センター内）	082-821-2823
	佐伯区	広島市佐伯区役所 福祉課 高齢介護係	広島市佐伯区海老園1-4-5 （佐伯区役所別館内）	082-943-9730
安芸郡	海田町	海田町役場 長寿保険課 介護保険係	安芸郡海田町上一14-18	082-823-9609
	府中町	府中町役場 高齢介護課 介護認定係	安芸郡府中町大通3-5-1	082-286-3233
	熊野町	熊野町役場 健康福祉部 高齢者支援課	安芸郡熊野町中溝1-1-1	082-820-5605
	坂町	坂町役場 保険健康課 介護高齢者係	安芸郡坂町平成ヶ浜1-1-1	082-820-1504
呉市		呉市役所 福祉保健部 介護保険課	呉市中央4-1-6	0823-25-3136

※広島市域を中心に掲載（安芸郡、呉市含む）

どうして「通所サービス」を最初に選んだ方がいいの？

①行政の立場から　行政は中立的な立場のため、特定の事業所を推薦することはできません。最初に行政の窓口に申請に行ったとき、そこで居宅介護支援事業所（ケアマネジャー）の情報をもらおうと思っても、残念ながら「わかりやすい」「自分に合いそうな」などの有益な情報はほとんど教えてくれません。しかし、通所サービスは「定員」「加算」などの情報が多く公開されているため、窓口で情報を収集しやすい利点があります。ご自身に合う通所サービスをイメージしながら、情報を聞いてみてください。

●行政の HP からサービス一覧を調べる

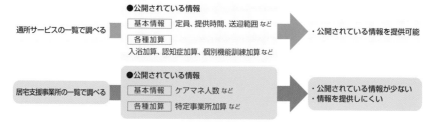

②本人の立場から　通所サービスから情報を収集することのメリットとして、「断りやすさ」があります。通所サービスを断る場合は「事業所」に対して連絡を入れますが、ケアマネの場合は「その人に直接」断ることになります。さすがに、これは気まずいのではないでしょうか。そして、これから多くの時間を過ごすのが通所サービスになりますが、生活が落ち着いてきたらケアマネと会うのは月に１、２回程度です。

●できるだけストレスなく、スムーズにサービスを開始するために

	通所サービス	居宅介護支援事業所（ケアマネジャー）
関係性	本人　⇔　事業所	本人　⇔　ケアマネジャー個人
見学・体験	随時可	ほとんどなし
断りやすさ	・事業所へ断りの連絡 ・事業所も慣れている	・ケアマネジャー本人のため、 　断りにくい、気を遣う
過ごす時間の長さ	例／9：00～16：00、週2回(月8回)	月1、2回程度

巻末解説

知っておきたい在宅介護の基礎知識

● 通所サービスを探すポイント

　まず、アセスメントシート（通所介護計画書、個別機能訓練計画書など）を見せてもらいましょう。

　アセスメントとは「専門職として把握すること」をいいます。「施設でサービスを受ける利用者をどこまで把握しているか」ということを示していて、これはアセスメントシートを見ればすぐにわかります。ここでは、私たちが実際に使用している「バーセルインデックス」を基にしたアセスメントシートを紹介します（右ページ）。このシートでは、「自立：自分でできる／10点」「部分介助：少し手伝ってもらう／5点」「全介助：全て手伝ってもらう／0点」が基本になっています。収集した情報から最優先課題を抽出し、目標を設定します。

　今回は、①自立支援、②介護負担の軽減という2つの視点でご紹介します。

①「自立支援」の視点

・自立支援とは、「今、自分でできていることをこれからも自分でできるように維持する」ことです。

・自分でできることは、できるだけ介助しない（手伝わない）ことが大切です。

・家では「一人で」伝い歩きなのに、施設（デイ）では手伝ってもらっていませんか。（右図、【6 歩行】参照）

　「自立支援」の視点からいうと、家と同じように施設でも一人で歩ける環境が必要です。そのため、目標を「歩行器（押し車）を使って施設でも一人で移動できる」にしています。この目標を達成するために、施設で歩行器を使った歩行練習に取り組んでいきます。

②「介護負担の軽減」の視点

・「すでに自分でできていないこと」。比較的、介護度が重い方（要介護3・4・5）です。

・とにかく、「手伝うことを増やさない」という視点が大切です。

アセスメントシート（記入例／赤字）

バーセルインデックス（ADL アセスメント）【活動】		実施者 看 生	実施者 看 介
	質 問 内 容	自宅点数	デイ点数
1 食事 ☐	自立：自助具などの装着可、標準的時間内に食べ終える 箸・スプーン・フォーク	(10)	(10)
	部分介助（たとえば、おかずを切って細かくしてもらう）	5	5
	全介助（　　　　　　　　　　　　　　　　　　　）	0	0
2 車椅子から ベッドへの 移動 ☐	自立：ブレーキ、フットレストの操作も含む（非行自立も含む）	(15)	(15)
	軽度の部分介助 または、監視を要する	10	10
	座ることは可能だが、ほぼ全介助	5	5
	全介助、または不可能（　　　　　　　　　　　　）	0	0
3 整容 ☐	自立：（洗面・整髪・歯磨き・ひげ剃り・爪切り）立位・座位	5	5
	部分介助、または不可能　足の爪切りは介助	(0)	(0)
4 トイレ動作 ☐	自立：（衣服の操作、後始末を含む。ポータブル便器などを使用している場合、その洗浄も含む）	10	10
	部分介助：体を支える。衣服、後始末に介助を要する　パット交換	5	5
	全介助、または不可能（ズボンの上げ下げは介助が必要）	(0)	(0)
5 入浴 ☐	自立	5	5
	部分介助、または不可能　洗髪○・背中×・つま先×	(0)	(0)
6 歩行 ☐	45 メートル以上の歩行　補装具（車椅子、歩行器は除く）の使用の有無は問わず	(15)	15
	45 メートル以上の介助歩行　歩行器の使用を含む（屋内：手すり 屋外：押し車）	10	(10)
	歩行不能の場合、車椅子で 45 メートル以上の操作可能	5	5
	上記以外　家では手すりと壁を伝い歩き　デイでは手引き歩行	0	0
7 階段昇降 ☐	自立：手すりなどの使用の有無は問わない	10	10
	介助、または監視を要する	5	5
	不能　階段を使用することはない	(0)	(0)
8 着替え ☐	自立、靴、ファスナー、装具の着脱を含む　靴下・下着・ズボンすべて×	(10)	(10)
	部分介助 標準的な時間内で半分以上は自分で行える 長袖・かぶり・ボタン→可	5	5
	上記以外		
9 排便 コントロール ☐	失禁なし　浣腸、坐薬の取り扱いも可能　パット・リハビリパンツ	(10)	(10)
	ときに失禁あり　浣腸、坐薬の取り扱いに介助を要する者も含む	5	5
	上記以外	0	0
10 排尿 コントロール ☐	失禁なし、収尿器の取り扱いも可能　パット・リハビリパンツ	10	10
	ときに失禁あり 収尿器の取り扱いに介助を要する者も含む	(5)	(5)
	上記以外	0	0
判定	85 点以上：自立　60 点以上：介助量が少ない	合計点	60	55
	40 点以下：介助量が多い　20 点以下：全介助に近い		100	100

最優先課題 ☑	ケアプランの目標 自分でできることを維持し、家族の介護負担軽減

【心身機能】	【参加】	【環境】	【本人・家族の意向】	【その他】
・病歴、痛みなど 脊柱管狭窄症・腰痛 大腿骨頸部骨折 立位不安定で、何か持たないと保持できない	・役割、外出機会など デイ以外、外出なし	・家屋、福祉用具など 自宅内に手すり設置済み	妻：できるだけ自分のことはやってほしい	妻と二人暮らし 訪問日（12/12）

目標

前ページ図の【8 着替え】【9 排便コントロール】【10 排尿コントロール】に着目すると、「トイレでズボンの上げ下ろしが、自分でできない」ことがわかります。また、同図の左下【心身機能】では「立位が不安定で、何か持たないと立てない」ことから、手すりを持って立ち続けることが難しいことが最優先課題としています。立ち続けられなくなると、そこにも介助が必要になるため、現在の介助（ズボンの上げ下ろし）がこれ以上増えないように、手すりで立ち続ける練習が必要になります。目標：トイレでズボンの上げ下ろしができるように、手すりで立てる

　アセスメントシートと事業所の雰囲気を見れば、本人に合う・合わないが大体わかります。合わない事業所は遠慮なく断って、合う事業所を見つけてください。見つかったら、その事業所の生活相談員にケアマネを紹介してもらいましょう。

③知っておきたい理想的な流れ

・行政の窓口に行く
　↓
・窓口で通所サービスの情報を教えてもらう
　↓
・イメージに合いそうな通所サービスから、見学・体験に行く
・「合いそう」と思った事業所があれば、そこの生活相談員にケアマネを紹介してもらう
・紹介してもらったケアマネから、訪問サービスを紹介してもらう

理想的な流れ

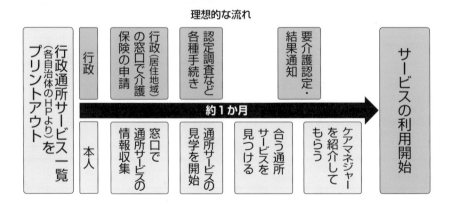

この流れで実践できれば、「自分に合った介護サービスが自分で選べる」ようになると思います。

 まとめ

いかがでしたでしょうか？　ご紹介したように、介護に関して「知らないこと」が人生を大きく左右します。できるだけ、実践的な情報収集の方法をお伝えできるように心がけましたが、この解説が少しでもお役に立てるのであれば幸いです。また、当事務所ではメルマガを発行しています。ご参考にしてみてください。

 最後にお伝えしたい大切なこと

理学療法士の私は、デイサービスを5年半経営してきました（2016年2月閉鎖）が、そこで感じてきたこととして「介護は世代を超えて引き継がれる」ということがあります。あなたがご両親をどのように介護しているかを、お子さんはよく見ています。仕事が忙しいからなどといって施設や第三者に任せっぱなしにしていれば、お子さんもあなたに介護が必要になったときには、誰かに任せっぱなしにするでしょう。逆に、あなたが一生懸命に介護する姿を見せていれば、お子さんはあなたと同じように行うでしょう。今、あなたが行っている介護が、あなたが年老いたときに行われる介護です。

介護保険制度は変わるかもしれませんが、人が年を取り、いずれ介護が必要になるのは、過去も、現在も、未来も変わりません。子どもや孫の世代に残したいような介護の姿を、あなたが残していただきたいと思います。それが、理学療法士、そして元デイサービス経営者からの願いです。この本が、あなたの介護の一助となれば幸いです。

■装幀／スタジオ ギブ

■取材・執筆／藤井由美　やまもとのりこ　中谷奈奈
　　　　　　　井川 樹　野村恵利子

■イラスト（カバー・本文）／コバ ユキコ

■イラスト（本文）／久保咲央里（デザインオフィス仔ざる貯金）

■本文DTP／西岡真奈美（こまごまクリエイティブ）

■図版／岡本善弘（アルフォンス）

■写真撮影／中野一行

■販売促進／岡崎 茂　流郷貞夫

■編集／石浜圭太　西岡真奈美

■編集協力／藤井由美

＊本書の編集にあたり、関係各位の皆さまから多大なるご協力をいた
　だきました。心よりお礼を申し上げます。

ひろしま 知らなかった！**在宅医療・介護**のこと

2020年5月31日　初版第1刷発行

編　著／在宅サービス評価ガイド 編集部
発行者／西元俊典
発行元／有限会社 南々社
　　　　〒732-0048 広島市東区山根町 27-2
　　　　TEL 082-261-8243　FAX 082-261-8647
　　　　振替 01330-0-62498

印刷製本所／モリモト印刷株式会社
※定価はカバーに表示してあります。

落丁・乱丁本は送料小社負担でお取り替えいたします。
小社宛てにお送りください。
本書の無断複写・複製・転載を禁じます。